经络调理与眼保健

主编　钟海明
主审　金　明
顾问　朱鹤亭

中医古籍出版社

图书在版编目（CIP）数据

经络调理与眼保健/钟海明主编．-北京：中医古籍出版社，2012.1
ISBN 978-7-5152-0070-5

Ⅰ.①经… Ⅱ.①钟… Ⅲ.①眼病-穴位疗法 Ⅳ.①R245.9

中国版本图书馆 CIP 数据核字（2011）第 196451 号

经络调理与眼保健

钟海明 主编

责任编辑 郑 蓉
封面题字 朱鹤亭
封面设计 映象视觉
出版发行 中医古籍出版社
社　　址 北京东直门内南小街 16 号（100700）
印　　刷 三河市华东印刷有限公司
开　　本 710mm×1000mm 1/16
印　　张 14.875
字　　数 160 千字
版　　次 2012 年 1 月第 1 版 2012 年 1 月第 1 次印刷
印　　数 0001~4000 册
ISBN 978-7-5152-0070-5
定　　价 28.00 元

序

《经络调理眼保健》承传了中医学的哲学理论与实践，应用于眼保健。目，乃"五脏六腑的精气上注于目，使人的视力敏锐，目光有神"。故，保护眼睛，增强视力，使人视力感觉灵敏，乃是身体健康的标志之一。

《经络调理眼保健》以解剖学、生理学、病理学、诊断学等医学科学为基础；以中华传统文化和中医学的哲学思想为本源

，論述經絡學、臟腑學、
氣血學和“子午流注”選
取經脈取穴法，選擇氣血
流注盛衰取穴法。且傳授
了醫療敲打法、捶打法、
按摩法和“健目操”。這
對醫學專業人士，在臨床
中、有着實際的啟迪作用
。對初學中醫者，可謂圭
臬。

歲耄耋
朱鶴亭
辛卯年春

前　言

随着现代社会信息传播与交流方式的变化，社会与工作节奏的加快，人们的视觉负荷在日益加重，屈光不正和视疲劳等各种眼病的发生率也随之越来越高，且愈来愈有趋于年轻化、低龄化之势。

据有关方面统计，目前我国人口近视发生率为33%，是世界平均水平22%的1.5倍。中国学生的近视率排到了世界第二，仅次于新加坡，其中：小学生为22.8%，初中生为55.2%，高中生为70.3%，大学生约为76%。一些重点中学近视眼的发病率更高达80%，其中视力0.3以下的占60%之多。全国近视眼约为3亿人，其中青少年约为2亿人。近视已经成为目前危害我国青少年的重要眼病之一。每年会出现新盲的人口大约45万，低视力人口135万，即约每分钟就会出现一个盲人和三个低视力患者。如果不采取有力措施，视力损害将成为我国乃至全球的严重公共卫生问题。

视疲劳作为“现代生活方式疾病”的一种，已严重地影响干扰了人们的视觉和生活质量。甚至有不少正常人都在不同程度上都伴有视疲劳。据有关数据统计，目前我国患视疲劳的人数已到达1.5亿之多。然而，人们乃至医学界都在无奈地被动接受这种由“现代生活方式”带来的残酷现实。现行弥补人类视觉缺陷的方法只有戴眼镜（包括框架或隐形），随着医学和科技的发展虽然出现了眼科手术矫正视力的方法，但这些医学手段都是基于患者已经患有近视、散光等各种眼病为前题的。如何预防眼疾，如何改善眼健康，还每人一双明亮的眼睛，已成为现代社会的一种奢望。

中华传统医学认为，世间万物都是一个整体、一个大系统，人体本身也是一个整体和一个系统。眼睛是人体十分重要且不可分割的部分，与人体的各个部分均保持有密切的关系。五脏六腑功能紊乱、气血失调，均可直接反映于眼部，导致眼病的发生。例如，高血压、糖尿病就可能引起视网膜的病变。同样，根据眼部病变部位的不同，也可推断出所对应的脏腑发生的病变，并且眼部疾病也可影响相应脏腑，以致引起全身性反应。因为，眼睛与脏腑是依靠经络贯通的。《灵枢·大惑论》曰：“五脏六腑之精气，皆上注于目而为之精，精之窠为眼，骨之精为瞳子，筋之精为黑眼，血之精为络，其窠气之精为白眼，肌肉之精为约束。”《灵枢·邪气脏腑病形》曰：“十二经脉，三百六十五络，其气血皆上于面而走空窍，其精阳气上走于目而为睛。”

中医作为中华文化的重要组成部分，对事物的认识从来都不是孤立的。正由于眼睛对人体的重要性和直观性，中医对眼科的研究也已有十分悠久的历史了。《秘传眼科龙木论》是我国现存最早的眼科专著，早在唐代就已经脍炙人口。明清相继有《审视瑶函》、《银海精微》、《目经大成》等许多眼科经典专著，都系统地记载了中医对人体五脏六腑、气血运行与眼健康关系的分析与调理方法。

中医讲“上医医未病，中医医欲病，下医医已病。”在《审视瑶函》中，先人就给出了运用“动功六字延寿诀”调理改善眼健康的方法。其实，经常对人体的经络进行调理，提高脏腑功能，疏通经络是改善眼部症状及病变的最佳方法和治本之法。

现代中医对眼病仍采用中药、针灸、按摩、耳豆等多种治疗方法。这些方法虽然有效，但是仍未体现出“治未病”的理念。

我们编写本书之目的，首先是希望帮助每一位读者从中医学角度建立起这样一个概念，即：眼睛是与身体五脏六腑的健康密切相关的，视力出现问题是人体处于亚健康状态的最直观和集中的反映。只有身体健康，眼睛才健康。

其次，希望本书能为大家补充和丰富一些眼保健方面的专业基础知识，从养生角度改变人们对生活方式和理念的认识，从而能让人们保持良好的生活方式。眼睛和我们的身体一样，是需要经常锻炼和养护的，人们需要逐步把对眼保健的调理由被动式转变为主动式。

同时，希望通过本书传授给大家一些行之有效的调理方法，使这些养护方法能融入生活之中，让大家在长期自我调理保健的过程中，能体会其中之乐趣，保有一双健康有神的眼睛，以及由内而外的健康体魄。

本书编写由浅入深，较为通俗易懂，是便于自学的科普性教材。其内容从眼科基础、中医藏象学、经络学等基础知识入手，重点介绍了以传统捶疗法为主的实用经络调理法，以及融传统中医、武术、气功为一体的自我经络调理锻炼方法。本书也可作为以眼保健为主要目的，从事人体经络调理工作的职业培训教材。

本书采纳和汇集了古今各家之经典与实践经验，希望能对无论是从事相关专业的保健工作者，还是进行自我锻炼调理的爱好者均能有所帮助。

编　者

辛卯年仲夏

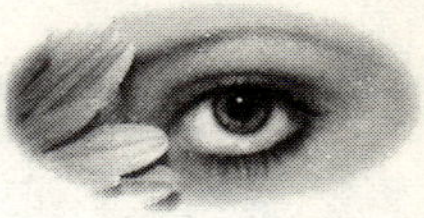

目 录

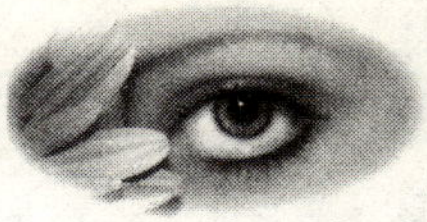

第一章　眼部结构与视觉

若要想使眼睛保持良好的健康状态，调整和改善自己的视力，了解眼睛的基本结构和视觉的形成过程是很重要的，也是十分必要的。这将有助于通过自我身体的锻炼来调理改善和提高自身的视力状态和水平。

第一节　眼的结构与作用

眼是人体的视觉器官，由眼球、视路和附属器三部分组成。眼球接受光感信息，通过视路向大脑传递信息，完成视觉功能。眼附属器则对眼球起着保护及协调运动等作用。

一、眼球

眼球近似于一个球形，由眼球壁和眼内容物所组成。婴儿在出生时眼球较小，前后径为12.5～15.8mm。前后径也称为眼轴，随着年龄而生长，到成人时眼球的前后径平均为24mm。这在眼科的屈光学中有着重要的意义。

（一）眼球壁

眼球壁分三层，由外到内依次为纤维膜、葡萄膜、视网膜。

1. 外层

即纤维膜，由角膜、巩膜组成，具有保护眼内组织和维持眼球形状的作用。

角膜：位于纤维膜的前1/6，内无血管，完全透明。角膜略呈椭圆形，横径为11.5～12mm，垂直径为10.5～11mm，是入眼光线穿透的区域。在中央瞳孔区附近大约直径为4mm的圆形区内，近似于球形，其各点的曲率半径基本相等，而中心区以外的中间区和边缘部角膜较扁平，各点曲率也不相等。角膜分为五层，由前向后依次为上皮细胞层、前弹力层、基质层、后弹力层、内皮细胞层。上皮细胞层再生能力强，损伤后如果未感染，一般可于24小时内可修复而不留瘢痕。前弹力层、实质层和内皮细胞层损伤后不能再生，由不透明的纤维组织代替。

角膜的功能：角膜含有丰富的神经末梢，感觉特别敏锐，一旦受外界刺激即可发生保护性闭眼反应，因此可以起到保护眼球的作用。另外，角膜也是屈光间质的重要组成部分。

巩膜：位于外层纤维膜的后5/6部分，质地坚韧，不透明，呈瓷白色，由致密交错的纤维组织所组成。

巩膜的功能：具有保持眼球外形和保护眼内组织的功能。

2. 中层

即葡萄膜，由虹膜、睫状体和脉络膜组成。

葡萄膜的功能：由于葡萄膜有丰富的血管和色素，所以具有营养眼球、遮光和暗室的功能。

虹膜：是葡萄膜的最前部分，呈圆盘状，中央有一小孔即瞳孔，约2.5~4mm，虹膜的肌肉分为两种，即瞳孔括约肌和瞳孔开大肌，两者相互作用，调节瞳孔大小。

虹膜的功能：首先营养眼球，同时控制瞳孔大小，调节进入眼内的光线，有利于视网膜成像，并减少有害光线损伤视网膜。

睫状体：是一个宽约6mm的环状组织，位于虹膜与视网膜的锯齿缘之间。前1/3肥厚处为睫状冠，其上有睫状突可以分泌房水；后2/3为睫状体平部，晶状体悬韧带附着在睫状体上；睫状突和巩膜之间有睫状肌，受来自第三对脑神经的副交感神经纤维支配。睫状肌收缩时，悬韧带张力降低，晶状体依靠自身的弹性回缩而变厚，起到调节眼的作用。

睫状体的功能：主要是营养眼球，分泌的房水营养晶状体和眼前段结构及维持眼压的功能。其次，可改变晶状体形态，产生调节作用。

脉络膜：位于巩膜和视网膜之间，是色素丰富的血管性结构，由三个血管层组成，即：脉络膜毛细血管层、中间的中血管层和外层的大血管层。

脉络膜的功能：营养视网膜色素上皮和内颗粒层以外的视网膜。同时，具有散热、遮光和暗房作用，并为黄斑中心凹提供血液供应。

3. 内层

即神经层，也称为视网膜。

视网膜是视觉信息形成的第一站。视网膜外层为视网膜色素上皮层，内层为神经感觉层。两层之间存在一个潜在性间隙，临床上的视网膜分离即由此处作分离。除色素层含色素细胞外，神经感觉层为透明的薄膜，具有感光和传导神经冲动的重要作用。

视网膜黄斑和视盘的生理结构如图 1.1.1 所示。

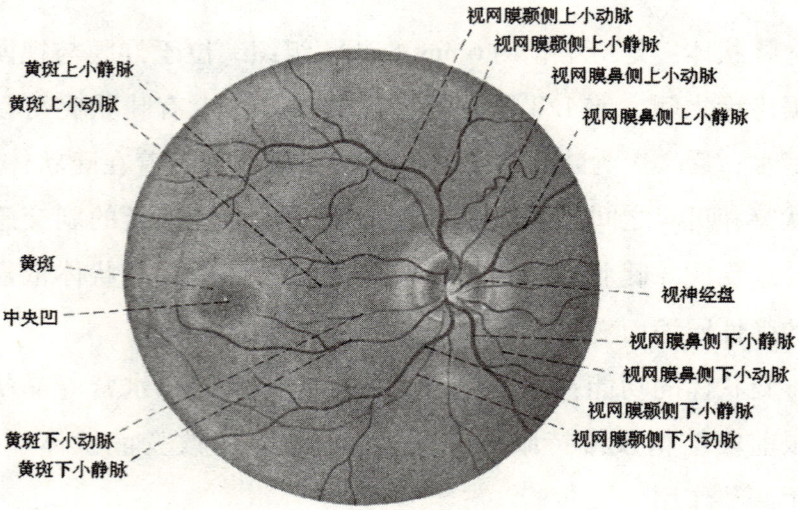

图 1.1.1　视网膜生理结构图

黄斑：在视网膜的后极部有一直径约 2mm 的浅漏斗状小凹区，称之为黄斑，其中央有一直径约 0.1mm 小凹，称为黄斑中心凹。黄斑区有密度较大的视锥细胞，约占视网膜视锥细胞总数的 10%，在黄斑以外视锥细胞逐渐减少，在黄斑中央 0.25mm 直径范围之内没有视杆细胞。在此以外视杆细胞迅速增多。视锥细胞起到感受强光（明视觉）和辨别颜色的作用，视杆细胞起到感受弱光（暗视觉）的作用，无色视觉。所以黄斑中心凹是视觉最敏锐的部位。视杆细胞含视紫红质，而视紫红质需要维生素 A 才能合成，故如缺乏维生素 A，或某些酶或微量元素锌等代谢障碍时，就会影响视紫红质再合成的过程，从而导致夜盲。

视盘：黄斑鼻侧约 3mm 处有一直径约 1.5mm，边界清楚的淡红色圆盘状结构，称为视乳头，也称为视盘，是视网膜神经纤维汇集穿过巩膜筛板的部位，其中央有一小凹区称为视杯或生理凹陷。视乳头无视细胞，故无视觉，视野中形成生理盲点。

视网膜功能：接受视觉信息，并对视觉信息进行处理和传递。

（二）眼内容物

包括房水、晶状体和玻璃体，三者均透明而又有一定屈光指数，通常与角膜一并构成眼的屈光介质，如图 1.1.2 所示。

1. 房水

即眼内的透明液体，充满于前房和后房。

功能：维持眼内压，营养角膜、晶状体和玻璃体。

2. 晶状体

富有弹性，形似双凸透镜的透明体，直径约 9～10mm，厚约 4～5mm，前面的曲度较小，曲率半径约为9～10mm，后面的曲度较大，曲率半径为 5.5mm。晶状体主要由水和蛋白质组成，此外还含有氨基酸、类脂物、微量元素等非蛋白质成分。晶状

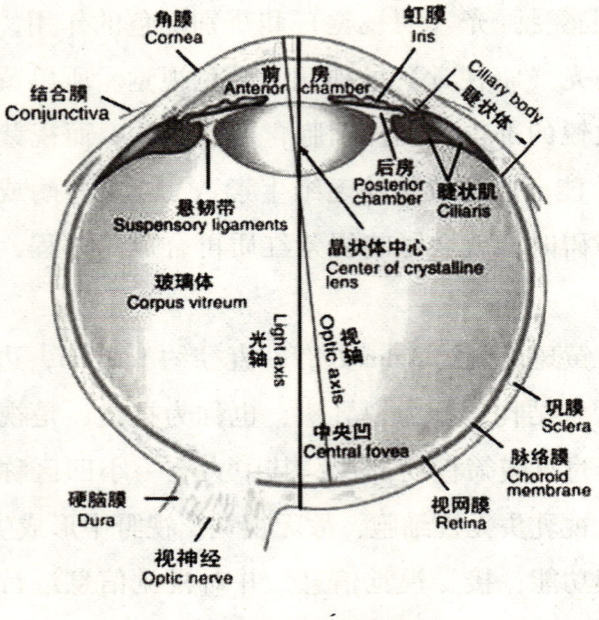

图 1.1.2　眼内容物解剖图

体本身无血管，其营养来自房水，因此当房水成分发生改变时，会影响晶状体的代谢，导致晶状体混浊形成白内障。

功能：充当双凸透镜，使进入眼内的光线折射成像；起到眼的调节作用；滤过部分紫外线，保护视网膜。

3. 玻璃体

充满眼球后 4/5 空腔的无色透明的胶样体，主要由胶原纤维丝，以及 98.5% ~99.7% 的水组成的胶状物。玻璃体本身无血管，代谢作用很低，其营养来自脉络膜和房水。玻璃体易受各种物理、化学、外伤、炎症、退行性变性等影响，发生分解，出现液化现象。表现为眼前有点状、线状、蜘蛛网状等各种形态的漂浮物，并随眼球运动而上下浮动。

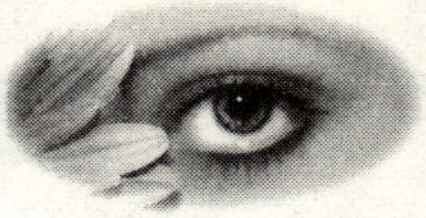

功能：是眼屈光间质之一，并对视网膜和眼球壁起支撑作用。

二、眼附属器

包括眼眶、眼睑、泪器、结膜、眼外肌。

1. 眼眶

眼眶为四边锥形的骨窝，有四个壁：上壁、下壁、内侧壁和外侧壁。眼眶外侧壁较厚，其前缘稍偏后，眼球暴露较多，有利外侧视野开阔，但也增加了外伤机会。其他三壁骨质较薄，较易受外力作用而发生骨折。眼眶内除容纳有眼球、视神经、眼外肌、泪腺等，还有筋膜及脂肪，二者共同形成软垫，可减少眼球的震动。

2. 眼睑

眼睑位于眼球前，对眼球起到重要的保护作用。眼睑通过瞬目使泪液润湿眼球表面，以保持结膜、角膜的光泽，同时还可清除眼球表面的灰尘及细菌。

3. 结膜

结膜是一薄层透明的黏膜，覆盖在眼睑内面（睑结膜）、部分眼球表面（球结膜）以及睑部到球部的反折部分（穹窿结膜）。这三部分结膜形成一个以睑裂为开口的囊状间隙，称结膜囊。

4. 泪器

泪器包括分泌泪液的泪腺及排泄泪液的泪道。泪腺位于眼眶前外上方，如遇到外来的物质刺激，泪腺即分泌大量泪液，以冲洗和排除微小异物。泪液排到结膜囊后一部分蒸发，一部分靠瞬目运动分布在眼球的前表面，经泪道排入鼻腔。

5. 眼外肌

眼外肌包括 4 条直肌与 2 条斜肌，其作用主要是使眼球灵活地向各方向转动。但肌肉之间的活动是相互合作协调的。如果有某条肌肉麻痹时，肌肉之间失去协调，即可发生眼位偏斜而出现复视。

第二节　视觉的基本形成过程

人的感觉有许多种，如味觉、触觉、嗅觉等，并可通过品尝味道、触摸物体、嗅其气味来感觉物体。而视觉是一种极为复杂和重要的感觉，人所感受的外界信息有 80% 以上来自于视觉。

视觉的形成需要有完整的视觉分析器，包括眼球和大脑皮层枕叶，以及两者之间的视路系统。由于光线的特性，人眼对光线的刺激可以产生相当复杂的反应，表现有多种功能。当人们看东西时，物体的影像经过瞳孔和晶状体，落在视网膜上，视网膜上的视神经细胞在受到光刺激后，将光信号转变成生物电信号，通过神经系统传至大脑，再根据人的经验、记忆、分析、判断、识别等极为复杂的过程而构成视觉，在大脑中形成物体的形状、颜色等概念。

人的眼睛不仅可以区分物体的形状、明暗及颜色，而且在

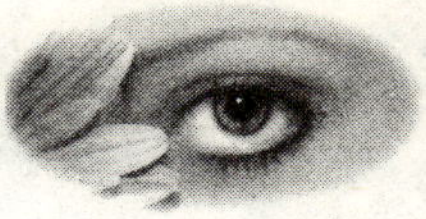

视觉分析器与运动分析器（眼肌活动等）的协调作用下，可产生更多的视觉功能，同时各功能在时间与空间上相互影响，互为补充，使视觉更精确、完善。因此，视觉应当是多种功能的总称。通常说的视力仅为其内容之一，广义的视功能应由视觉感觉、量子吸收、特定的空间时间构图及心理神经一致性四个连续阶段组成。

第三节　视力与视野

人们常说的视力是指眼的锐敏视力，也称为中心视力，它反映视网膜黄斑中心凹的功能，又叫视敏度。这是指测量最小可分辨空间目标的大小，即眼睛能分辨视野中空间距离非常小的两个物体的能力。其检查包括远视力和近视力的检查。

视野指在一定的距离处眼睛所能看到的空间，也叫周围视力，是中心凹以外的视力。正常视野内因视网膜上中心凹鼻侧的视乳头部分无视觉细胞，故在视野内存在一缺损处，称为生理盲点。正常人动态视野平均值为上方56°，下方74°，鼻侧65°，颞侧91°。

绝大部分人认为只要视力能达到1.0以上就算是正常了。实际上，1.0的视力只能说明人的部分视力正常。视力正常的标准体现在以下几点：

一、中心视力

中心视力即人们通常查看视力表所确定的视力，包括远视力和近视力。远视眼患者的表现是远视力比近视力好；近视眼患者则相反。散光患者的远视力和近视力均不好。当远、近视力达到 0.9 以上时，才能说明其中心视力正常。

二、周围视力

当眼睛注视某一目标时，非注视区所能见得到的范围的大小，称为周围视力。正常人的周围视力范围相当大，两侧达 90°，上方为 60°，下方为 75°。近视、夜盲患者的周围视力比较差，一些眼底疾病也可以导致周围视力丧失。

三、立体视力

立体视力是一类最高级的视力，即在两眼中心正常的基础上，通过大脑两半球的整合，使自己感觉到空间各物体之间的距离关系。有些人中心视力正常，但立体视力却异常，这在医学上称之为“立体盲”。

在医学上，只有当中心视力、周围视力和立体视力都符合生理要求时，才能算作视力正常。

第四节　视觉缺陷及其形成原因

眼的调节处于静止状态时，来自5m以外的平行光线经过眼屈光系统的屈光作用后，恰好在视网膜上形成焦点，称为正视眼（如图1.4.1所示）。反之，平行光线不能在视网膜上形成焦点则成为非正视眼，也称屈光不正。屈光不正包括近视、远视和散光。

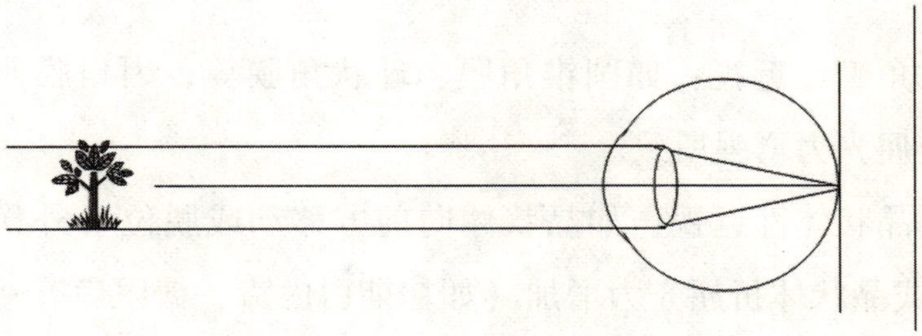

图1.4.1　正视眼

一、近视

所谓近视指的是外来的光线经眼睛的屈光间质屈折后，没有精准的聚焦在视网膜上，而是落在视网膜之前（如图1.4.2所示）。为了要将焦点移到视网膜上，需要将物体移近眼球来看。所以近视的人是看远物模糊，看近物却比较清晰。

1. 近视类型

根据病因，近视可分为屈光性近视、轴性近视。

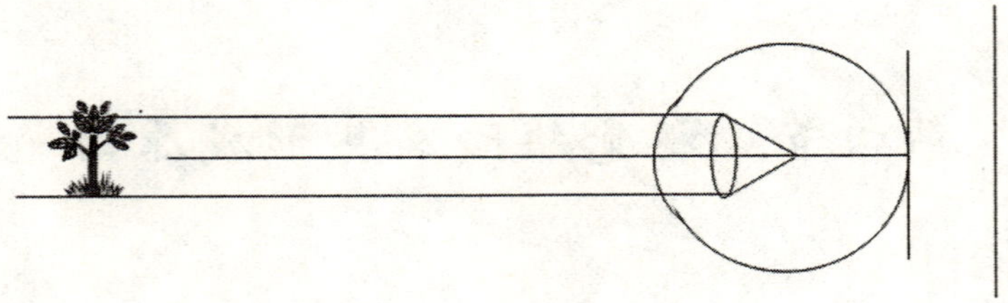

图 1.4.2　近视

（1）屈光性近视：指的是眼轴正常，但因角膜或晶状体等的屈折力异常（太强）所致的近视。这种近视较少见，其中包括：

①角膜性近视：如圆锥角膜、球状角膜等，因角膜曲率半径小，屈光力增强所致。

②晶状体性近视：如晶状体向前方移动或脱位（外伤或遗传），或晶状体折屈光力增加（如初期白内障、糖尿病等）等所致。

（2）轴性近视：指的是因眼轴异常导致的近视。眼轴异常更易导致近视，眼轴长每增加 1 毫米，则增加 3 个屈光度的屈光力（就是增加 300 度近视），通常近视均属于此类。

根据程度分为以下三种：

①轻度近视：- 3.00D（300 度）以下。

②中度近视：- 3.00D－6.00D（300 度－600 度）。

③高度近视：- 6.00D（600 度）以上。

2. 近视带来的危害

（1）视力减退：近视眼主要是远视力逐渐下降，视远物模糊不清，近视力仍正常。

（2）视疲劳：近视眼患者中有的尽管调节力还好，但在近距离工作时需要过度使用辐辏力，这样则破坏了调节与辐辏之间的平衡协调，导致肌性视疲劳症状。其表现为眼胀、眼痛、头痛。

（3）外斜视：中度以上近视患者在近距离作业时很少或不使用调节，相应地减弱辐辏作用，可诱发眼位向外偏斜，形成外斜视。

（4）眼底改变：轻度近视患者眼底一般无改变。中度以上近视患者视乳头变得较大、色淡，其边缘有新月形或半月形弧形斑。高度近视患者，常出现玻璃体液化、混浊，眼底呈豹纹状，视乳头周围的脉络膜被牵拉，暴露巩膜，弧形斑不断扩大，形成大片脉络膜萎缩斑。严重者可形成巩膜后葡萄肿，视网膜相继萎缩变性，视网膜周边部可出现囊样变性，从而发生裂孔，导致视网膜脱离，严重影响视力。

（5）眼球突出：近视会带来眼球外突的变化，高度近视由于眼轴增长，眼球变大，外观上呈现眼球向外突出的状态。

3. 高度近视的并发症

高度近视是指近视度数大于600度，伴有眼轴延长、眼底视网膜和脉络膜萎缩等退行性病变的屈光不正。在我国，高度近视是常染色体隐性遗传。表现为儿童学龄（前）期出现近视，近视度数进行性增加，眼底视网膜脉络膜病变逐年加重，从而产生许多严重的并发症。因此高度近视又称为病理性近视、恶性近视、变性近视、进行性近视和遗传近视等。

高度近视在人群中患病率很高，约1%左右。高度近视可引发很多严重的并发症，而大部分可致盲，是成人常见的致盲原因之一。在我国致盲性疾病中占第六位，其并发症如下：

（1）后巩膜葡萄肿：发生率为77.1%。主要表现为眼球后极部向后扩张，视神经和黄斑周围视网膜变性萎缩，矫正视力下降。近视度数越高，后巩膜葡萄肿的发生率越高。

（2）视网膜萎缩变性、出血和裂孔：由于眼轴变长，后巩膜葡萄肿等因素，高度近视患者容易出现视网膜变性、裂孔，引起出血和视网膜脱离，乃至失明。

（3）视网膜下新生血管：发生率为5%~40%。表现为后极部视网膜下新生血管，引起出血，影响视力。

（4）视网膜脱离、白内障、青光眼：由于巩膜扩张和视网膜变性，高度近视患者出现视网膜脱离的机会比非高度近视者高7~8倍。高度近视并发白内障和青光眼的机会也比正常人高。

由于高度近视的并发症比较多，有些并发症需要及时处理，而有些如视网膜变性、裂孔等需采取预防性治疗，以防止失明。所以，高度近视患者应该经常到医院检查眼底、眼压等，以便做到早期发现、早期治疗。

二、远视

睫状肌处于非调节状态时，平行光线在视网膜后形成焦点，称为远视眼（如图1.4.3所示）。

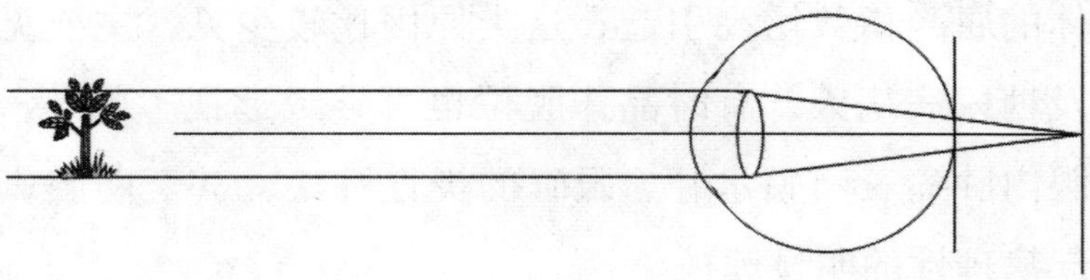

图 1.4.3 远视

1. 分类

根据远视形成的原因分为以下三类：

（1）轴性远视：轴性远视是远视眼中最常见的，即眼的前后轴比正视眼短，也是屈光异常中比较多见的一种。在初生时人的眼轴平均约为 17.3mm，处于 +2.50 ~ +3.00D 的远视状态，可以说婴儿的远视眼是生理性的。随着发育，眼轴也慢慢增长，在 5 岁时还有 90% 的孩子处于远视状态，16 岁则减少到 50%，但因度数较低，处于调节范围之内，一般不会感觉到。有些人在眼的发育过程中，由于遗传、环境等因素眼球停止发育，眼轴不能达到正常眼的长度，则形成轴性远视眼。一般临床所见的远视，多在 +6D（600 度）以内，但也可见有高度数远视眼，有的甚至会高达 +24D（2400 度）。

（2）曲率性远视：曲率性远视是由眼球屈光系统中任何屈光体的表面弯曲度较小所形成，多为先天性因素，如先天性扁平晶状体、先天性平角膜等；也有由角膜外伤引起者。近年来，由于屈光性角膜手术的普及，因近视手术过矫引起的远视逐渐增多，应引起重视。

（3）屈光率性远视：由于房水、晶状体的屈光指数减少，玻璃体的屈光指数增高引起，这类原因比较少见，主要见于老年人及糖尿病病人，有时晶体脱位也可导致远视。此外，眼球壁及眼内肿瘤、网膜水肿、眼眶的炎性肿块，甚至网膜剥离都可引起病理性的明显远视。

2. 远视带来的危害

儿童患高度远视能导致弱视、斜视，应引起高度重视；中度远视容易因视近不适而厌学、注意力不集中，往往被误认为调皮而忽略检查。青年因需要利用调节能力把视网膜后面的焦点移到视网膜上，眼睛经常处在调节状态，要比近视、正视更容易发生眼疲劳，如写字、阅读、看电视等长时间视近时，就会觉得眼睑沉重、双眼干涩、眼球发酸、发胀、疼痛等，继而视物模糊、头昏、头胀、头痛等。

三、散光

平行光线通过眼屈折后不能形成一个焦点者，称散光（如图 1.4.4 所示）。散光可分为不规则散光和规则散光两类。

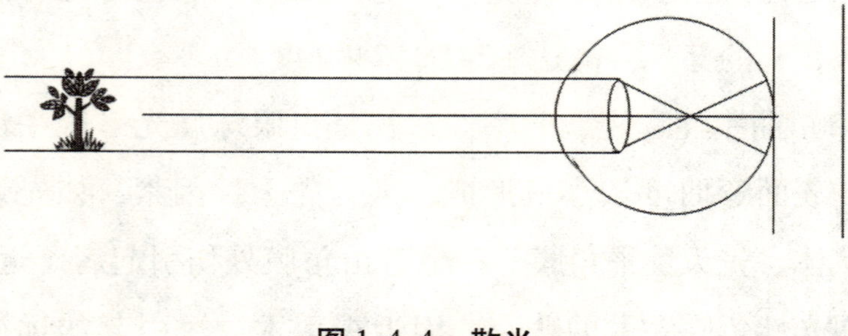

图 1.4.4　散光

1. 分类

散光的类型分为规则散光和不规则散光。最大屈光力和最小屈光力主子午线相互垂直者为规则散光，不相互垂直者为不规则散光。规则散光又分为顺规散光、逆规散光和斜向散光。最大屈光力主子午线在 90° ± 30°称为逆规散光；其余为斜向散光。根据两条主子午线聚焦与视网膜的位置关系，分为：

（1）单纯近视散光：一主子午线聚焦在视网膜上，另一主子午线聚焦在视网膜之前。

（2）单纯远视散光：一主子午线聚焦在视网膜上，另一主子午线聚焦在视网膜之后。

（3）复合近视散光：两互相垂直的主子午线均聚焦在视网膜之前，但聚焦位置前后不同。

（4）复合远视散光：两互相垂直的主子午线均聚焦在视网膜之后，但聚焦位置前后不同。

（5）混合散光：一主子午线聚焦在视网膜之前，另一主子午线聚焦在视网膜之后。

2. 散光带来的危害

散光对视力下降的影响取决于散光的度数和轴位。散光度数高，或斜轴散光对视力的影响较大，逆规散光对视力的影响比顺规散光大。

四、圆锥角膜

圆锥角膜是一种表现为局限性角膜圆锥样突起，伴突起区角膜基质变薄的先天性发育异常。它常造成高度不规则近视散光和不同程度的视力损害，不伴有炎症。该病多发生于20岁左右的青年，通常为双眼先后发病，原因不明。有人认为可能是遗传性发育异常，也有人报告该病与内分泌紊乱和变态反应性疾病有关。

1. 分类

（1）早期：发病缓慢，表现为近视度数不断加深，患者需要频繁更换眼镜，没有明显的其他自觉症状。

（2）中期：角膜前突、进行性角膜变薄导致角膜形状不规则，患者出现视力明显下降、单眼复视、暗影、畏光以及眩光等不适。

（3）晚期：角膜前弹力层破坏，渐层基质瘢痕形成，视力严重下降，框架眼镜矫正不理想。

（4）水肿期：在某些诱因下可能发生后弹力层破裂，房水进入角膜基质，角膜出现急性水肿和进一步前突，基质纤维层出现断裂，称急性圆锥角膜。数周后开始，角膜水肿逐渐消退，遗留全角膜瘢痕。

此种分类方法在临床上较常用。

2. 圆锥角膜带来的危害

严重的角膜变薄、角膜膨出、角膜变性、形成角膜白斑、角膜锥形突起、视力低下，这些都是不可逆的并发症，严重者导致失明，给患者的生活工作带来严重的影响，丧失了原本可以享受的高质量的生活。长期的治病历程给每个家庭带来了无尽的烦恼，增加了无法承受的经济和精神负担。对患者身心都是极大的伤害。

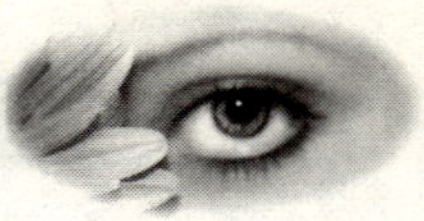

五、弱视

弱视是指最佳矫正视力低于0.9（0.9适用于5岁及以上者，低于5岁者应下调至：4岁0.8，3岁及以下0.6）的视力状况，可分为有明显器质性病变形成的弱视、无明显器质性病变造成的弱视。

1. 分类

（1）斜视性弱视：发生在单眼，患儿有斜视或曾有过斜视，常见于4岁以下发病的单眼恒定性斜视患者，其由于大脑皮质主动抑制斜眼的视觉冲动，长期抑制形成弱视。视觉抑制和弱视只是量的差别，一般为斜眼注视时可以解除抑制，而弱视则为持续性视力减退。斜视发生的年龄越早，产生的抑制越快，弱视的程度越深。

（2）屈光参差性弱视：因两眼不同视，两眼视网膜成像大小清晰度不同，屈光度较高的一眼黄斑部成像大而模糊，引起二眼融合反射刺激不足，不能形成双眼单视，从而产生被动性抑制，两眼屈光相差3.00D以上者，屈光度较高常形成弱视和斜视。

由于两眼黄斑部所形成的物象清晰度不等，即使屈光不正得到矫正，屈光参差所造成的物象大小仍然不等，致使双眼物象不易或不能融合为一，视皮质中枢只能抑制屈光不正较大眼睛的物象，日久遂发生弱视，这类弱视是功能性的，因而是可逆的。

（3）形觉剥夺性弱视：多为双眼性，发生在高度近视、近视及散光而未戴矫正眼镜的儿童或成年人，多数近视在6.00D以上，远视在5.00D以上，散光≥2.00D或兼有散光者。双眼视力相等或相似，并无双眼物像融合机能障碍，故不引起黄斑功能性抑制，若及时配戴适当眼镜，视力可逐渐提高。

（4）先天性弱视：在婴儿期，由于上睑下垂，角膜混浊，先天性白内障或因眼睑手术后遮盖时间太长等原因，使光刺激不能进入眼球，妨碍或阻断黄斑接受形觉刺激，因而产生了弱视，故又称遮断视觉刺激性弱视。

2. 弱视的发现

单眼弱视是比较难发现的。由于单眼弱视患者，除了弱视眼睛之外，还有另外一只眼睛是健康眼，所以单眼弱视的情况比较难被发现。单眼弱视的孩子中，有的存在斜视，有的不存在斜视。存在斜视的情形是家长发现孩子病情的机会，如果家长抚养孩子足够细心，积极带孩子看医生，就能早发现、早解决；如果家长不够细心，或对孩子关心不够，及早发现弱视的机会也就丧失了。

六、玻璃体混浊

玻璃体混浊不是病名，而是玻璃体最常见的一种现象。许多重要的眼底病是由于有了玻璃体混浊而引起患者注意才就诊的。玻璃体混浊就是指玻璃体内透明的凝胶体出现不透明体，即混浊。多种眼疾可以引起玻璃体混浊，最常见的是老年性变性、近视性变化、玻璃体后脱离和生理性飞蚊症。此外视网膜脱离、葡萄膜炎、原发性家族性淀粉样变性、闪光性玻璃体液化等也可出现眼前黑影等临床表现。

1. 分类

(1) 内因性混浊：即由玻璃体本身的变性引起，主要有三种：

①玻璃体后裂孔的玻璃体后脱离，患者眼前常有一环状的黑影，高度近视眼患者多见。

②星状玻璃体症，老年男性多见。

③辉样玻璃体液化，可能与动脉硬化、高胆固醇血症等有关。

这三种变性对视力影响均不大。

(2) 外因性混浊：这类混浊常常影响视力，并可以导致玻璃体周围组织发生病变。常见的有：

①玻璃体出血，最常见。玻璃体本身无血管，凡出血都是外来的，特别是来自于视网膜的大血管、高血压、糖尿病、视网膜静脉塞等。常见于老年人，外伤也是常见的原因。

②玻璃体内炎性渗出。常见于葡萄膜炎、化脓性眼内炎、交感性眼炎、梅毒性视网膜脉络膜炎等。

③玻璃体内色素沉着，可见于原发性视网膜脱离、眼内炎、外伤等。

④眼内肿瘤。视网膜母细胞瘤是婴幼儿最常见的眼内恶性肿瘤，而网织细胞肉瘤则见于老年人，都会导致玻璃体混浊。

⑤玻璃体内的寄生虫也会导致玻璃体混浊，以猪、牛绦虫的囊尾蚴最多见，各年龄组均可发生，有明显的地区分布倾向。

2. 玻璃体混浊带来的危害

患者眼前出现烟柱式或黑云状暗影，有的很快失明，仅留光感。十年远期致盲率比较高，并且眼底病得不到恢复，一旦治疗不及时或用药不当会引起失明。

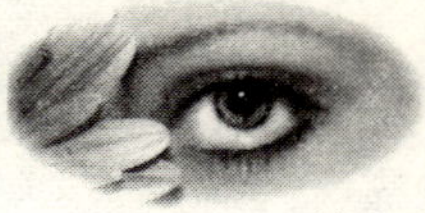

第二章　脏腑、气血与眼健康

中华传统医学是以阴阳学说、五行学说、藏象学说、经络学说和预防学说为基础理论的。阴阳五行学说不仅是中医学说的基本核心，也是包括中华武学、气功在内的中国传统文化的理论基础。几千年来，阴阳五行学说已成为中国人认识自然、社会以及自身的基础和准则。因此，中医学的这些基本学说是对人体生理、病理内在关系进行辩证分析的基础，也是解释其相生相克内在关系的依据。

中医的理论及其对人体的认识都是系统性的。依据中医的观点，人体任一组成部分和器官都是与人的五脏六腑以及气血密切相关的，都有着不可分割的内在联系，并相互影响。

眼睛作为人体的重要器官和组成部分更是如此，眼睛不仅是心灵的窗户，更是脏腑、气血状态的最显现的反映。

第一节　五轮学说

一、眼与五脏六腑的关系

眼为五官之一，主管视觉。眼虽属局部器官，但与整体，特别是与脏腑经络有着密切的内在联系。眼禀先天之精所成，受后天之精所养。

《黄帝内经·灵枢·大惑论》中曾写道："五脏六腑之精气，皆上注于目而为之精。精之窠为眼，骨之精为瞳子，筋之精为黑眼，血之精为络，其窠气之精为白眼，肌肉之精为约束，裹撷筋骨血气之精而与脉并为系，上属于脑，后出于项中。"揭示了眼的发育构成是五脏六腑精气作用的结果，而眼视万物、察秋毫、辨形状、别颜色，都需五脏六腑之精气的充养。精气是人体生命活动，包括视觉产生的物质基础。正如《审视瑶函·内外二障论》所指："眼乃五脏六腑之精华，上注于目而为明。"若脏腑功能失调，既不能化生精气，也不能输送精气到眼睛，致使眼睛得到精气的充养不足而影响视觉功能。所以，脏腑功能失调，目失精气所养，其生理功能势必受影响，表现出各种病理现象。

中医眼科将眼由外至内分为：胞睑、两眦、白睛、黑睛和瞳神等五个部分，分别内应于脾、心、肺、肝、肾五脏，并命名为肉轮、血轮、气轮、风轮、水轮，总称五轮。据考，"五轮”最初出现于晚唐时期的《刘皓眼论准的歌》。在我国现存医籍中，则以《太平圣惠方·眼论》的记载为早。至于将眼划分的各个部分称之为“轮”，《审视瑶函·五轮所属论》的解释是取“其像如车轮圆转运动”之意。

二、五轮学说

“五轮学说”源于《黄帝内经》，是以中医传统理论为根据发展出的一个将体表器官“眼睛”与脏腑相关联的一种学说。《秘传眼科龙木论·眼叙论》称：“夫眼者，五脏之精明，一生之至宝，如天之有日月，其可不保护之。然骨之精为瞳子，属肾。筋之精为黑眼，属肝。血之精为络果，属心。气之精为白眼，属肺。肉之精为约束，属脾。”

“五轮学说”把眼部分成五个部分，分别对应着人体的五脏，并建立了彼此相关的理论。人体身上的每个器官都是“父精母血”所生。眼睛在人体器官中所处的特殊地位是古代中医理论和民间传说的影响所致。脏腑功能下降，眼部也会有相应的改变。眼睛为预防治疗脏腑疾病发出警告，从而能更快地确定是哪个脏腑出了问题。

从生理方面讲，“五轮学说”是根据五脏的功能结合五行特性来说明“五轮”与脏腑之生理功能的。阴阳相互配合、调合、水火相济，眼睛发挥视物的功能。从病理方面来说，“五轮”的阴阳必须保持平衡，不可太亢或不及，太亢不及都是发生眼病的根源。由于“五轮”与五脏相应，所以可以从“五轮”所出现的症状中探求是何脏腑发生了病理变化。眼为五脏六腑之精气上注而成，它的生长发育完全依靠脏腑精气的不断灌输。所以眼所表现的生理功能与病理变化，都直接或间接反映出内脏的情况，奠定了眼与脏腑整体统一的观点。

五轮学说的基本概念如图 2. 1. 1 所示，并概述如下：

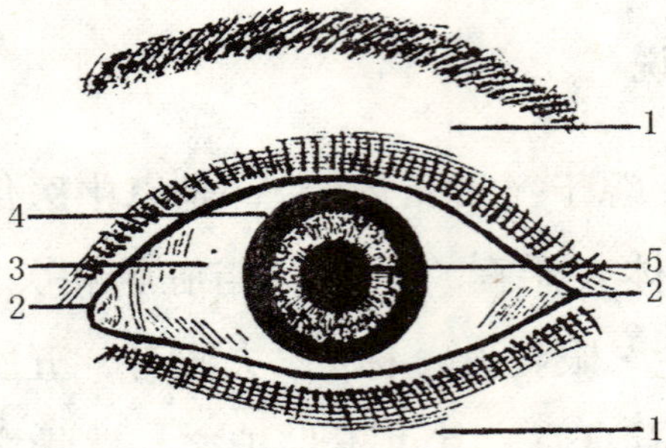

图 2. 1. 1　眼之五轮

注：

1. 肉轮（胞睑）——属脾
2. 血轮（两眦）——属心
3. 气轮（白睛）——属肺
4. 风轮（黑睛）——属肝
5. 水轮（瞳神）——属肾

（1）肉轮：指胞睑，包括解剖学之眼睑皮肤、皮下组织、肌肉、睑板和睑结膜。胞睑在脏属脾，脾主肌肉，故称肉轮。脾与胃相表里，故肉轮之疾常问责于脾胃。

（2）血轮：指两眦，包括解剖学之眦部皮肤、结膜、血管及内眦的泪阜、半月皱襞和泪点。上、下眼睑鼻侧联合处交角钝圆，称大眦，又名内眦；颞侧联合处交角锐小，称小眦，又名外眦。两眦在脏属心，心主血，故称血轮。心与小肠相表里，故血轮之疾常问责于心和小肠。

（3）气轮：指白睛，包括解剖学之球结膜和前部巩膜。白睛在脏属肺，肺主气，故称气轮。因肺与大肠相表里，所以，气轮疾病常责之于肺和大肠。此外，白睛环绕黑睛周围，紧密相连，一旦发生病变，也容易相互影响。

（4）风轮：指黑睛，主要指解剖学之角膜。黑睛在脏属肝，肝主风，故称风轮。因肝与胆相表里，故风轮之疾常问责于肝胆。此外，黑睛之后为黄仁，黑睛与黄仁之间充满神水，瞳神位于黄仁中央，故当黑睛疾病之病邪深入时，容易影响黄仁、神水，并波及瞳神。

（5）水轮：指瞳神。狭义的瞳神专指解剖学之瞳孔；广义的瞳神不仅指瞳孔，还包括葡萄膜、视网膜、视神经以及房水、晶状体、玻璃状体等。水轮一般多指广义的瞳神，是眼能明视万物的主要部分。瞳神在脏属肾，肾主水，故称水轮。肾与膀胱相表里，故水轮之疾常问责于肾和膀胱。但由于瞳神结构复杂，经古今不少医家的实践证明，其生理、病理不仅与肾和膀胱有关，与其他脏腑也有着同样重要的密切关系。

从辨证论治的角度看，五轮学说应用于眼科临床辨证论治，是通过眼的自觉与他觉症状及全身体征，来探求内脏的病理变化的。对眼病必须明确辨别病变所在部位、病情以及局部与整体的关系，从中探求何脏主病、发病机制，然后拟订治疗调理的方案。

总之，眼病是整体中的局部病变。五轮学说本源于五行，而以藏象学说为指导。因而，应用该学说于临床，必须从整体观念出发，紧密地结合阴阳五行藏象等学说，否则是违背学说的根本原则的。

第二节　五脏六腑与眼健康

中医不仅重视内脏的生理功能，也十分重视内脏病理变化的反映，同时注重内脏之间及内脏与形体各组织的联系。在了解眼睛与五脏六腑的关系之前，首先应当对其生理功能与病理变化有一些基本的了解。

五脏，即心、肝、脾、肺和肾之合称。六腑，即胆、胃、小肠、大肠、膀胱和三焦之合称。五脏六腑是互为表里的关系。

五脏的生理功能，虽然各有所司，但有其共同点，主要体现于两个方面。

一是五脏都与精神活动有关。如《灵枢》中载："五脏者，所以藏精神血气魂魄也。"这就是说，心、肝、脾、肺、肾五脏都与精神活动有密切关系，这里所说的"精神血气魂魄"，代表着不同的精神活动，并分别归属于五脏。如"心藏神"、"肺藏魄"、"脾藏意"、"肝藏魂"、"肾藏志"等。

二是五脏主藏，以藏精气为主，藏而不泻。在古代，脏写作"藏"，含有储藏之意。五脏主藏，即五脏能储藏人体生命活动所必须的各种精微物质，如气、血、精、津等。具体来说，"心藏脉"、"肺藏气"、"脾藏营"、"肝藏血"、"肾藏精"等。

中医学认为人体是以五脏为中心，以心为主导，身体各个部分组成一个既相互对立又相互统一且与外界环境整体相合统一的有机整体。五脏之间的各种生理功能活动，是相互依存、相互协调平衡的。同时，五脏与气血的运行与化生有着密切的联系。

下面分别介绍各脏腑的主要功能及其与眼睛的关系。

一、眼与心和小肠的关系

心位于胸中，隔膜之上，有心包裹护于外。心为神之居、血之主、脉之宗。其在五行中属火，配合其他所有脏腑功能活动，起着主宰生命的作用。故说：“心者，君主之官。”

心的基本生理功能包括主血脉和主神志两个方面。其在志为喜，在液为汗，在体合脉，其华在面，在窍为舌。心的经脉与小肠相连，互为表里关系。

1. 心的生理功能

（1）主血脉：心主血脉包括主血和主脉两个方面。全身的血，都在脉中运行，依赖于心脏的推动作用而输送到全身。脉，即血脉，是气血流行的通道，又称为“血之府”。心脏是血液循环的动力器官，它推动血液在脉管内按一定方向流动，从而运行周身，维持各脏腑组织器官的正常生理活动。中医学把心脏的正常搏动、推动血液循环的这一动力和物质，称之为心气。另外，心与血脉相连，心脏所主之血，称之为心血。心血除参与血液循环、营养各脏腑组织器官之外，又为神志活动提供物质能量，同时贯注到心脏本身的脉管，维持心脏的功能活动。

因此，心气旺盛、心血充盈、脉道通利，心主血脉的功能才能正常，血液才能在脉管内正常运行。

（2）主神志：心主神志，即心主神明，或称心藏神。神有广义和狭义之分。广义的神是指人体生命活动的外在表现，是对生命活动的高度概括，如整个人体的形象以及面色、眼神、言语、反应等，无不包含在神的范围。而心主神志之神，是指狭义之神，包括人的精神、意识、思维活动等。《素问》载有："心藏神、肺藏魄、肝藏魂、脾藏意、肾藏志。"人体的精神、意识、思维活动，虽然与五脏都有关系，但主要还是归属于心脏的生理功能。心是藏神之所，是神志活动的发源地。

"心主神志"与"心主血脉"的生理功能也有密切的联系。这是因为，血液是神志活动的物质基础。所以，心的气血充盛，心神得养，神志活动才能正常，则精神振奋，神志清晰，思维敏捷，反应迅速，能与外界环境协调统一。若心有病变，主神志的功能失常，即可出现精神、意识、思维活动的异常。

2. 心的生理特性

（1）心为阳脏，主阳气：心居上焦，属阳脏而主阳气。《血证论》说："心为火脏，烛照万物。"即指心的阳气旺盛，既能温煦人体，又能推动血液运行，营养全身，维持生命，凡脾胃之腐熟运化，肾阳之温煦蒸腾，以及全身水液代谢等，均依赖于心阳的温化作用。故古人把心脏比喻为天体的太阳。

（2）心与夏气相互通应：人与自然界是一个紧密联系着的统一整体，五脏分别与自然界的四时阴阳相通应。心与夏气相互通应，是与心为阳脏而主阳气的特性相一致的。心的阳气在

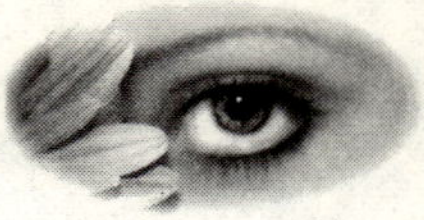

夏季最为旺盛，反应最强。

3. 小肠的生理功能

（1）主受盛和化物：小肠接受经胃初步消化之饮食物，在小肠内必须有相当时间的停留，以利于进一步消化和吸收，将水谷化为精微。

（2）泌别清浊：小肠将经过消化后的饮食物，分离为水谷精微和食物残渣两个部分；将水谷精微吸收，把食物残渣向大肠输送。小肠在吸收水谷精微的同时，也吸收了大量的水液，故又称“小肠主液”。因此，小肠的功能失调既可引起浊气在上的腹胀、腹痛、呕吐、便秘等症，又可引起清气在下的便溏、泄泻等症。

4. 眼与心及小肠之关系

按照五轮学说，血轮属心。内外眼眦是和心相对应的，称之为血轮。

血脉运行在心气作用下川流不息，上输于眼睛，而眼睛得到血的充分供养而光明清澈。全身的血脉都与心相连而沟通，遍布全身各组织器官的经脉以分布到眼的经络最为丰富。脉络在眼部广泛分布，保证了气血充营，使眼睛有足够的通道。与此同时，眼中房水来源于眼中的血液，房水透明而又富有营养，濡养玻璃体、晶状体等，从而保证眼睛产生正常的视觉功能。所以《素问·五脏生成篇》说：“诸血者，皆属于心”。“诸脉者，皆属于目。”若心气虚，血液运行不足，目养失足，则眼花。《太平圣惠方》指出：“心气通，眼无其疾。心气滞，目减其光。”

心主藏神，主宰人之精神意识、思维活动。说明接受外来事物或刺激并作出相应反应是由心来完成的，包括眼接受光线刺激而产生的视觉。《灵枢·大惑论》云：“目者，心之使也，心者，神之舍也。”人的精神活动统于心，外露于目。正如《素问·解精微论》所说：“夫心者，五脏之专精也。目者，其窍也。”心主神明，为五脏六腑之大主，脏腑精气所使。若心动则五脏皆摇。目赖脏腑精气所养，视物又受心神支配。所以，人体脏腑精气血的盛衰及精神活动的状态均能反应于目。若心主神明失调，可出现目视不明、目中无神等征象。故目又为心之外窍，该理论也已成为望诊中“望目察神”的重要依据。

内外眼角的正常表现是内外眼角血管红活而有光彩，说明血脉流畅，心功能良好。心功能有问题时，表现为内眼角充血、刺痛，多是心火上炎；表现为内眼角红肿流脓，多是心火炽盛，兼有瘀滞（内外眼角都与心相连，但当心脏有问题时，内眼角表现更为明显）。

心与小肠相表里，故眼与小肠密切相关。人食水谷，由胃腐熟，传入小肠，小肠则进一步消化，分清别浊，其清者，包括津液和水谷之精气，由脾转输全身，从而使目受到滋养。

此外，心与小肠脏腑相合，经脉相互络属，经气相互流通，故小肠功能是否正常，既关系到心，也影响到眼。

二、眼与肝和胆的关系

肝位于腹腔，膈膜之下，右胁之内。肝为魂之处，血之藏，筋之宗，在五行中属木，主动，主升，故称为“将军之官”。

1. 肝的生理功能

（1）主疏泄，主藏血：肝主疏泄与人的情志活动有关，并促进食物的消化和气、血、水的正常运行。

肝藏血是指肝脏具有储藏血液和调节血量的功能。人体的血液由脾胃消化吸收来的水谷精微所化生。血液生成后，一部分运行于全身，被各脏腑组织器官所利用，另一部分则流入到肝脏而储藏之，以备应急的情况下使用。

（2）肝藏魂：魂乃神之变，是由神所派生的，它们都以血为其主要物质基础。心主血脉而藏神，肝藏血，血舍魂。肝藏血的功能正常，则魂有所舍。若肝血不足，心血亏损，则魂不守舍，可见惊骇多梦、夜寐不安、梦游、梦呓以及出现幻觉等症。

2. 肝的附属功能

肝在志为怒，在液为泪。主筋，其华在爪，开窍于目。其经脉络于胆，与胆相表里。

（1）肝主筋，其华在爪（指和趾）：筋，即筋膜，包括肌腱、韧带等组织结构。筋膜附于骨而聚于关节，是连结关节、肌肉，专司运动的组织。肝主筋，是说全身筋膜的弛张收缩活动与肝有关。中医学认为，人体筋膜的营养来源于肝脏。如《素问》说："食气入胃，散精于肝，淫气于筋。"因此，肝的血液充盈，筋膜得养，功能才能正常，从而使筋力强健，运动有力，关节活动灵活自如。由于肝主筋，与运动有关，因此，又有"肝为罢极之本"的说法。"罢极"，即指耐受疲劳之意。人的运动能力属于筋，又称之为"筋力"。因肝藏血，主筋，所以肝为人体运动能力的发源地。

爪为“筋梢”，包括指甲和趾甲。中医学认为，爪甲是筋延续到体外的部分，故又称“爪为筋之余”。肝血的盛衰，常反映于爪甲。肝的阴血充足，筋膜得养，则爪甲坚韧，光泽红润，富有华色。若肝血不足，爪甲失其滋养，则爪甲苍白，软薄，或枯而色夭，容易变形，脆裂。故《素问》说：“肝之合筋也，其华在爪。”可根据爪甲色泽的荣枯等变化，来推论肝的气血盛衰。而爪甲的病变，也多从肝脏辨证论治。

（2）肝开窍于目：肝的经脉上联于目系，目之视力主要依赖于肝血的滋养。故《素问》指出：“肝受血而能视。”由于肝与目有极为密切的关系，所以肝的生理功能和病理变化常常可以从眼目中反映出来。在临床实践中，很多目疾常从肝着手治疗。肝血不足则视物昏花，或夜盲；肝阴亏耗，则双目干涩，视力减退；肝火上炎，可见目赤肿痛；肝阳上亢，可见目眩；肝风内动，可见目睛斜视和目睛上吊；肝胆湿热，可出现巩膜黄染等。

目虽为肝之窍，但其他脏腑之精气盛衰亦可从目上反映出来。如《灵枢》所说：“五脏六腑之精气，皆上注于目而为之精。”所以，从某种程度上说，目与五脏六腑皆有关系。双目明亮有光，则反映脏腑精气充盛。

综上所述，肝能藏血，又主疏泄，而这两种功能之间，又存在着相互依存、相互制约的密切关系。表现在生理方面，则肝主疏泄，又主藏血。肝血充足，肝之阴血又能制约肝之阳气，使其不致于疏泄太过。表现在病理方面，藏血与疏泄的病变常相互影响。

3. 肝的生理特性

肝的生理特性可概括为以下几个主要方面：

（1）肝为刚脏：指肝气主升主动，具有刚强、躁急的生理特性。肝气具有木的冲和条达、伸展舒畅之性能，并主疏泄，性喜条达而恶抑郁，以及肝内寄相火，主升易动等，均反映了肝为刚脏的特性。

（2）肝主升发：指肝具有升腾一身阳气，调畅气机的作用。由于肝气有主升发之特性，故其病机以升泄太过为多见，多表现为肝阳上亢或肝气上逆等病理变化。故又有“肝气肝阳常有余”之说。

4. 胆的生理功能

胆居六腑之首，又属于奇恒之腑。胆与肝相连，附于肝之短叶间；肝和胆又有经脉相互络属，互为表里。

胆汁的化生和排泄由肝的疏泄功能控制和调节。若肝的疏泄功能正常，则胆汁排泄畅达，脾胃运化功能也健旺。反之，肝失疏泄导致胆汁排泄不力，影响脾胃的运化功能，则出现胁下胀满疼痛，食欲减退，腹胀，便溏等症。若胆汁上逆，则可见口苦、呕吐黄绿苦水；胆汁外溢，则可出现黄疸。胆汁直接有助于饮食物的消化，故为六腑之一。因胆本身并无传化饮食物的生理功能，且藏精汁，与胃肠等腑有别，故又属奇恒之腑。

5. 眼与肝胆之关系

按照五轮学说，风轮属肝。黑睛即黑眼球（包括角膜、房水、前葡萄膜）是与肝相连，相对应的，称之为风轮。《素问·

金匮真言论》中曾说："东方青色，入通于肝，开窍于目，藏精于肝。"这是说深藏于体内的肝脏通向体外的窍道是眼睛。以肝与眼睛的脏窍联系为基础了解到肝所收藏的精微物质能上输到眼睛，供养眼睛，从而维持眼的视觉功能。若是肝脏发生病理变化，也可以从眼部表现出来。《仁斋直指方》指出："目为肝之外候也。"也就是肝脏的生理功能及病理变化通过眼睛外漏于体表，通过对眼的观察可以了解肝脏的情况。

（1）眼与肝之关系：肝主藏血，具有贮藏和调节血量的功能。肝把有丰富营养的血液供养于目，从而保证目的视物功能。故《素问·五脏生成》提出："肝受血而能视。"肝病而贮藏血液不足或失去调节血供能力，会发生眼的病理变化，出现诸如目干涩昏花、夜盲等症状。

目为肝窍，肝主疏泄，具有调畅气机功能，气能行血及津液，使之供养于目。肝疏泄正常，肝气冲调顺达，则人一身气机调畅，气血和调，经络通利，脏腑生理功能正常，且能辨色视物。所以，《灵枢·脉度》指出："肝气通于目，肝和则目能辨五色矣。"说明肝气冲和条达，保持情绪舒畅是眼睛保健、防止眼病发生的重要措施。

黑眼球正常的表现是色青（黑）而有光泽，说明肝气和顺，肝阴充足。当肝功能下降时，表现为角膜溃疡，表面白色是肝热，带黄色是肝脾湿热，此时舌根部常有黄腻苔。角膜溃疡表面较清洁，或呈灰色，是气虚或肝阴不足，后者常伴有淡红色的角膜新生血管。角膜或虹膜新生血管粗大者，多是火郁于肝，或气滞血瘀；细小者多是肝阴不足。前房积脓，是肝脾实热。

瞳孔紧小，多数是肝热或肾热。睫状体压痛明显，多属肝热重。角膜葡萄肿或眼球突出，多是肝火旺或肝气盛。

（2）眼与胆之关系：肝与胆脏腑相合，互为表里。肝之余气溢入于胆，聚而成精，乃为胆汁。胆汁于眼，十分重要。胆汁的分泌和排泄，都要受肝的疏泄功能的影响。如《灵枢·天年》说：“人年五十，肝叶始薄，胆汁始减，目始不明”。在《灵枢》论述的基础上，《审视瑶函·目为至宝论》更明白地说：“神膏者，目内包涵之膏液，……由胆中渗润精汁，升发于上，积而成者，方能涵养瞳神。此膏一衰，则瞳神有损。”由此可见，胆汁减则神膏衰，瞳神遂失养护。

三、眼与脾和胃的关系

脾位于中焦，在膈之下，脾主运化水谷精微，为人身气血生化之源，故被称为“仓廪之官”、“后天之本”。脾气主升，具有运化水谷、水湿之功，并能统摄血液，是消化系统的主要脏腑之一。其在志为思，在液为涎，在体合肌肉、主四肢，在窍为口，其华在唇。其经脉与胃相连，形成表里关系。

1. 脾的生理功能

（1）主运化：运，即转输。化，即消化吸收。脾主运化，是指脾有对饮食物进行消化，吸收其中的精微（即谷精）和津液（即水精），并转输至心肺，布达于全身的功能。由于脾所吸收的成份中包括精微和水液两部分，所以亦常将脾主运化的功能分为两个方面：

一为运化精微，是指在消化饮食物的基础上吸收其中的营养物质，并将其转输至心肺而达全身。由于这些营养物质是化生气血的主要原料，所以又称脾为气血生化之源。

二为运化水液，是指在消化饮食物的基础上，吸收其中的部分水液，化为津液，并将其转输至心肺。但运化精微与运化水液两个方面的功能，是密切联系而难以截然分开的。因为饮食物中营养物质的吸收，多属于液态状物质，所以在消化、吸收和转输过程中，运化精微和运化水液是同时进行的。

（2）主统血：统，即统摄、控制之意。脾主统血，是指脾有统摄血液在脉管之中流行，防止其逸出于脉外的功能。故说："五脏六腑之血，全赖脾气统摄"。脾统血的机理，主要是脾气的固摄作用。由于脾气能固摄血液，就能将血液控制在脉管中流行，而不致逸出于脉外。其次，脾统血与脾阳的关系也很密切。因此，脾气、脾阳充盛，就能统摄血液。反之，脾气或脾阳虚弱，则不能统血。

2. 脾的附属功能

（1）在志为思：思，即思考、思虑，是人体精神意识思维活动的一种状态。正常的思考问题，对机体的生理活动并无不良影响，但思虑过度，所思不遂则伤脾。《素问》说："思则气结。"脾气结滞，则见不思饮食，脘腹胀闷，影响运化升清和化生气血的功能，从而导致头目眩晕、烦闷、健忘、手足无力等。

（2）在液为涎：涎为口津，唾液中较清稀的称作涎，它具有保护口腔黏膜，润泽口腔的作用，在进食时分泌较多，有助于食品的吞咽和消化。在正常情况下，涎液上行于口，但不溢于口外。若脾胃不和，则往往导致涎液分泌急剧增加，而发生口涎自出等现象，故说脾在液为涎。

（3）在窍为口，其华在唇：脾开窍于口，是指人的饮食、口味等与脾的生理功能有关。若脾气健运，则食欲旺盛、口味正常。反之，若脾有病变，则容易出现食欲的改变和口味的异常，如食欲不振、口淡乏味等。若湿困脾气，则可出现口甜、口黏的感觉。脾主肌肉，又为气血化生之源，口唇亦由肌肉所组成。因此，口唇的色泽不但是全身气血盛衰的反映，又与脾运化功能是否正常有密切的关系。脾气健运，气血旺盛，则口唇红润，有光泽。若脾虚不运，气血不足，则唇淡白不泽，或者萎黄。

（4）在体合肌肉、主四肢：《素问》说："脾主身之肌肉。"脾主肌肉是指脾能维持肌肉的正常功能。而脾之所以能维持肌肉的正常功能，是和脾主运化的功能分不开的。脾主运化水谷精微和津液，以化生气血，并将其输送布散到全身各处之肌肉中去，以供应肌肉的营养，保持肌肉活动的充足能量，使肌肉发达丰满，壮实有力。若脾的运化功能失职，肌肉失去滋养，则肌肉逐渐消瘦，甚则痿软松弛。对某些慢性病，特别是消化系统慢性病变，身体逐渐消瘦者，大多根据"脾主肌肉"这一理论，从健脾益气入手调理，往往能改善身体虚弱状态，取得满意效果。

3. 脾的生理特性

（1）喜燥而恶湿：脾之所以喜燥恶湿，与其主运化水湿的生理功能有密切关系。脾胃在五行中属土，但按阴阳来分类，脾为阴土，胃为阳土。脾的阳气易衰，阴气易盛，脾又主运化水液，然湿邪侵犯人体，最易伤害脾阳。脾阳虚衰，不仅可引起湿浊内困，还易引起外湿侵袭。

（2）脾为气机升降之枢纽：脾位于人体中焦，心肺居其上，肝肾居其下。所以人体气机升降运动，皆以脾为其枢纽。心肾相交，水火既济，心阳下降，肾阴升腾，也以脾为升降之枢。五脏之精，悉运于脾，脾旺清气才能上升布散。肝气升于左，肺气降于右；肺气通调水道，肾之气化蒸腾，无不以脾为枢纽。故脾胃互相配合，升降协调，则使气血水津布散通利，气机升降得宜，生发之机旺盛。

（3）脾与长夏相应：春夏属阳，秋冬属阴，而长夏季节居于夏秋之交，为阴之始。

4. 胃的生理功能

胃的主要生理功能是受纳与腐熟水谷，胃以降为和。

（1）主受纳与腐熟水谷：胃中的水谷，经过胃的腐熟后，下传于小肠，其精微经脾之运化而营养全身。胃必须和脾的运化功能配合，才能使水谷化为精微，以化生气血津液，供养全身。

（2）主通降：以降为和。饮食物入胃，经胃的腐熟后，必须下行入小肠，进一步消化吸收，所以说胃主通降，以降为和。

胃的通降是降浊，降浊是受纳的前提条件。所以，胃失通降，不仅可以影响食欲，而且可因浊气在上而发生脘腹胀满或疼痛，以及大便秘结等症状。若胃气失于通降，进而形成胃气上逆，则可以出现嗳气酸腐、恶心、呕吐、呃逆等症。

5. 眼与脾胃之关系

按照五轮学说，肉轮属脾。上下眼睑是和脾胃相连，相互对应的，称之为肉轮。

（1）眼与脾之关系：脾主运化，为后天之本，气血生化之源，五脏六腑之精气均源于脾。脾输精气，上贯于目。《素问·玉机真脏论》在论及脾之虚实时说：“其不及，则令人九窍不通。”其中包含了脾虚能致眼病。在《证治准绳》中有这么一段：“夫五脏六腑之精气，皆禀受于脾土而上贯于目。脾者诸阴之首也，目者血气之宗也，故脾虚则五脏之精气皆失，所司不能归明于目矣。”所以，脾主运化兴旺，气血来源充足，目得所养而视万物。若脾失健运，精微化生不足，则目窍失养而致目疾。

脾主升清，《素问·阴阳应象大论》谓“清阳出上窍”，是指清阳之气能升达目窍等五官，目得其温养，目窍通利，目视明清。元代名医李东垣认为：“脾主清阳之气得升，目窍通利”。“清阳不升，九窍不利”，其中包括目窍不利，为目疾。如脾气下陷，则出现上胞下垂等症状。

脾主统血，血养目窍。《景岳全书·杂证谟·血证》说：“盖脾统血，脾气虚则不能收摄；脾化血，脾气虚则不能运化，是皆血无所主，因而脱陷妄行”。由是可知，血液之所以运行于眼络之中而不致外溢，还有赖于脾气的统摄。若脾气虚衰，失去统摄的能力，则可引起眼部的出血病症。

脾主肌肉，眼睑之开合，目之转动，全为脾所主。脾运水谷之精，以生养肌肉。胞睑肌肉受养则开合自如。若脾虚肌肉无力，则眼睑开合失常。脾主统血，血随气行，血运目络，防止逸出络外。若脾气虚，统摄无能，血溢络外，会导致出血性眼病。

(2) 眼与胃之关系：脾胃脏腑相合，互为表里，共为“后天之本”。胃为水谷之海，主受纳、腐熟水谷，下传小肠，其精微通过脾的运化，以供养周身。所以，李东垣《脾胃论·脾胃虚实传变论》说：“九窍者，五脏主之，五脏皆得胃气乃能通利。”并指出：“胃气一虚，耳、目、口、鼻俱为之病。”由此可见胃气于眼之重要。

此外，脾胃为机体升降出入之枢纽，脾主升清，胃主降浊，二者升降正常，出入有序，清阳之气升运于目，目得温养则视物清明；浊阴从下窍而出，则不致上犯清窍。

眼睑正常的表现是色黄丰润而有光泽，说明脾胃消化吸收与运化的功能正常。一般脾胃功能不好会表现为：眼睑下垂，眼睫无力，多是中气不足；目乏，多是脾虚夹风；眼睑非炎性浮肿，多是脾虚夹湿；眼睑红肿硬，多是脾胃积热；眼睑湿烂、痒痛，多是脾胃有风、湿、热；睑结膜乳头、滤泡增生，多是脾胃湿热有瘀；睑结膜颜色变淡，多是脾虚血少。

四、眼与肺和大肠的关系

肺居胸中，在诸脏腑中，肺的解剖位置最高，故称“华盖”。华盖原指古代帝王所乘车子的伞形遮蔽物，在此引申为肺的位置最高，居于诸脏腑之首。肺叶娇嫩，不耐寒热。易被邪侵，故又称“娇脏”。

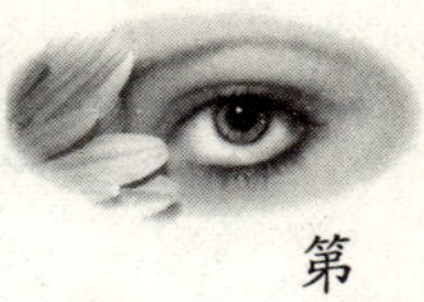

肺在五行属金，专司呼吸，主宣发肃降，通调水道，朝百脉，主治节，协助心君调节气血运行，故称“相傅之官”。

肺的附属功能为：在志为忧（悲），在液为涕，在体合皮，其华在毛，在窍为鼻。肺的经脉与大肠相连，互为表里关系。

1. 肺的生理功能

（1）主气，司呼吸：主，即主持、管理之意。肺主气，即指全身的气均由肺来主持和管理。肺主气包括主呼吸之气与主一身之气两个方面。

肺主气，即指肺主呼吸之气。呼吸功能是人体重要的生理功能之一。人体一生中，都在不断地进行着新陈代谢。在物质代谢过程中，一方面要消耗大量的清气，同时又不断地产生大量的浊气，清气需不断地进入体内，浊气需不断地排出体外，都要依靠肺的生理功能。肺既是主司呼吸运动的器官，又是气体交换的场所。通过肺的呼吸功能，从自然界吸入清气，又把体内的浊气排出体外，从而保证了新陈代谢的顺利进行。

肺主气司呼吸功能正常，除了肺本身的生理功能正常外，还与气道的通畅与否有关。所谓“气道”，是指气体进出体内外的通道，包括气管、支气管、咽喉等。气道通畅，也是维持呼吸正常的重要条件。

肺主一身之气，是指肺有主持、调节全身各脏腑经络之气的作用。肺主一身之气这一功能主要体现在气的生成，特别是宗气的生成方面。宗气是由脾胃化生的水谷精气与肺从自然界吸入的清气相结合，积于胸中而成。因此，肺的呼吸功能正常与否，直接影响到宗气的生成。而宗气通过心脉布散到全身也要靠肺气的协助。所以肺通过宗气的生成与布散，起到主持一身之气的作用。

（2）主宣发与肃降：所谓“宣发”，即宣布、发散之意。肺主宣发，即肺脏具有向上、向外升宣布散的生理功能。这种功能主要体现在以下三个方面：

其一，是通过肺的气化，使体内浊气不断排出体外。

其二，是使气血、津液输布至全身，以发挥滋养濡润所有脏腑器官的作用。

其三，宣发卫气，调节腠理之开合，通过汗孔将代谢后的津液化为汗液排出体外。

所谓“肃降”，即清肃下降之意，清肃又包含有肃清的意思，即肃清、排出肺内毒邪与异物的作用。肺为娇脏，属清虚之器官，异物不容，毫毛必咳，肺内不能容有任何水湿痰浊和异物停留。

（3）肺主行水，通调水道：肺调节水液代谢的作用称为“通调水道”，主要体现在以下两个方面：

一是肺主宣发，调节汗液的排泄。肺的宣发功能正常，则汗的排泄适度，起到调节水液代谢的作用。在病理情况下，肺的宣发功能失常，就会引起水肿、小便不利等病变。

二是肺气肃降，使水道维持通畅。“水道”，即指体内水液运行、排泄的道路。水道的通行畅达，流通无阻，是维持水液代谢平衡的重要条件。如果肺有病，通调水道功能失调，可发生水液停聚而生痰、成饮，甚则水泛为肿。对此，临床上多采用宣降肺气，疏通水道以利水的方法治疗。

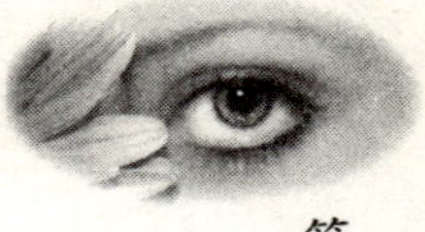

（4）朝百脉、主调节：肺朝百脉，即全身血液都朝会于肺。肺朝百脉的生理意义在于：全身血液通过肺脉流注于肺，通过肺的呼吸功能，进行气体交换，然后再输布全身。肺主一身之气，调节全身之气机，而血液的正常运行，也赖于肺的敷布和调节，故有“血非气不运”之说。

2. 肺的生理特性

肺为华盖、娇脏：肺为华盖，位于胸腔，位置最高，覆盖于五脏六腑之上，又能宣发卫气于体表，具有保护诸脏免受外邪侵袭的作用。肺为娇脏，是指肺为清虚之脏，轻清肃静，不容纤芥，不耐邪气之侵，故为娇嫩之脏。

3. 大肠的生理功能

大肠接受经过小肠泌别清浊后所剩下的食物残渣，再吸收其中多余的水液，形成粪便，经肛门而排出体外。大肠的传导变化作用，是胃的降浊功能的延伸，同时亦与肺的肃降有关。

4. 眼与肺及大肠之关系

按照五轮学说，气轮属肺。白睛，即白眼球（包括球结膜和巩膜），是与肺相连、相对应的，称之为气轮。

（1）眼与肺之关系：肺主一身之气，司呼吸，朝百脉，气帅血行，流畅灌注全身脏腑、器官，则目得所养。肺气调和，各脏腑气机升降出入有序，脏腑精阳之气皆输注于目，目视精明。肺气不足，血行不畅，目失所养，则昏暗不明，即出现《灵枢·决气》所称的“气脱者，目不明”的临床症状。

肺主宣降，眼络通畅，肺气宣发，能使气血和津液敷布全身；肺气肃降，又能使水液下输膀胱。肺之宣降正常，则血脉通利，目得卫气和津液的温煦濡养，卫外有权，且浊物下降，不得上犯，目不易病。

肺具有疏通和调节全身水液代谢的作用，目得水液则光滑润泽。如肺功能失调，目无液润，则干涩不适。另外，《灵枢·决气》又说：“目病虽多由肝，但常统于肺。”可见肺与眼的关系是何等重要。

白眼球的正常表现是色白而润泽。说明肺气充沛调顺，邪不易入。

当肺功能不好时，表现为球结膜（白眼球）充血，多是热邪犯肺；球结膜（白眼球）水肿，多是风邪犯肺；球结膜（白眼球）肿胀而混浊，是肺热亢盛。眼分泌物深黄而干结，是肺有实热；淡黄而稀薄，肺有虚热；巩膜（白眼球）充血肿胀，多是肺热郁结或郁火上犯于肺。

（2）眼与大肠之关系：肺与大肠脏腑相合，互为表里。若大肠积热，腑气不通，影响肺失肃降，则可导致眼部因气、血、津液壅滞而发病。

五、眼与肾和膀胱的关系

肾位于腰部，在脊柱两旁，左右各一。故《素问》说：“腰者，肾之府。”由于肾藏先天之精，为脏腑阴阳之本，生命之源，故称肾为“先天之本”。

肾的主要生理功能是藏精，主生长发育和生殖，主水液，主纳气。肾与其他组织器官的关系是：肾主骨、生髓、通于脑，齿为骨之余，其华在发，肾开窍于耳及二阴，在志为恐，在液为唾。肾与膀胱通过经脉的相互络属，构成表里关系。

1. 肾的生理功能

（1）肾藏精，主人体的生长发育与生殖：精是人体内最宝贵的物质之一。在中医学理论中，精的运用甚为广泛，归纳起来，其含义主要包括两个方面：

其一，精是构成人体的基本物质。也就是说，人体的各脏腑组织器官，均是由精这种物质构成，先有了精，在此基础上才有了胚胎的发育，生命的产生。故《灵枢》说："人始生，先成精。"

其二，精为人体生长发育及各种生命活动的物质基础。即是说，人出生后，由幼年、青年到壮年、老年，都不断地消耗精微物质，"精"即是对这些精微物质、营养成分的概括。

藏精，是肾的主要生理功能，即是说肾对于精气具有闭藏作用。肾所藏的精，包括"先天之精"和"后天之精"两部分。

所谓"先天之精"，即禀受于父母的生殖之精，它是构成胚胎发育的原始物质，具有生殖、繁衍后代的基本功能，并决定着每个人的体质、生理、发育，在一定程度上还决定着寿命。人出生离开母体后，这精就藏于肾，成为肾精的一部分，它是代代相传、繁殖、生育的物质基础。

所谓"后天之精"，即指脏腑之精，是饮食水谷所化生的各种精微物质。因为来源于出生后，依赖于脾胃所化生，故称之为"后天之精"。它是维持人体生命活动的营养物质，主要分布到五脏六腑、皮毛筋骨，以发挥其滋养濡润作用。其通过代谢平衡后所剩余的部分，则输注到肾脏，成为肾精的一部分。

后天之精的化生，依赖于先天之精的资助，先天之精亦依赖于后天之精的补充，才不致耗尽。先天之精与后天之精是相互依存、相互补充、相互促进的，二者相辅相成，从而保证了肾精的充盛。所以肾精的盛衰，除了和先天条件有关外，还和后天营养是否充盛有密切关系。

肾藏精的生理功能十分重要，是生养身体的根本。而肾所藏之精属于物质，这种物质又可转化为功能，即肾精能化气，肾精所化之气，称为肾气。肾中精气的盛衰，决定着人体的生长、发育，在肾中精气不足时，往往出现生长发育方面的异常。在成年时期，如肾中精气亏损过度，则可未老先衰，表现为发脱齿摇，头晕耳鸣，记忆力减退，性功能衰弱。

（2）主水液：肾主水液，主要是指肾脏具有主持和调节人体水液代谢的生理机能。人体水液代谢的调节，虽然与肺、脾、肝、肾等多个脏腑有关，但起主导作用的是肾，肾对水液代谢的调节作用，贯穿在水液代谢过程的始终。

肾主水液功能主要是通过肾的气化作用来实现的。所谓“气化”，是指肾中阳气的蒸化作用。肾阳蒸化水液，使水能气化，又能使气聚而为水，以利于水液在体内的升降出入、布散排泄，从而使水液代谢维持正常。

（3）主纳气：肾主纳气，是指肾具有摄纳肺所吸入之清气而调节呼吸的功能，防止呼吸表浅，保证体内外气体的正常交换。

人体的呼吸虽然由肺来主司，还必须有肾的参与才能维持正常。具体来说，由肺吸入之清气必须下达于肾，由肾来摄纳，方能保持呼吸运动的深沉和平稳，从而保证体内外气体得以正常交换。只有肺肾协调一致，呼吸功能才会正常。实际上肾主纳气是肾的封藏作用在呼吸运动中的具体体现。因此，肾的纳气功能正常，则呼吸均匀和调。如果肾的纳气功能减退，摄纳无权，则肺吸入之清气上逆而不能下行，即可出现呼吸表浅，动则气喘，呼多吸少，或呼吸困难等现象。

2. 肾的附属功能

肾主骨、生髓、通于脑，齿为骨梢。

中医学认为，肾藏精，精生髓，髓藏于骨腔之中，髓养骨，促其生长发育。因此，肾－精－髓－骨组成一个系统，有其内在联系。肾精充足，髓化生有源，骨质得养，则发育旺盛，骨质致密，坚固有力。反之，如肾精亏虚，骨髓化生无源，骨骼失其滋养。

肾中精气的盛衰，不仅影响到骨的生长与发育，而且也影响到髓的充盈和发育。中医学认为“脑为髓之海”，因为脊髓上通于脑，聚而为脑髓。肾精充沛，髓海满盈，脑得其养，则精力充沛，思维敏捷，耳目聪明，记忆力强。反之，若肾精不足，髓海失充，在小儿，则表现为大脑发育不全，智力低下，或形成傻呆病；在成年人，多表现为记忆力减退，精神萎顿，思维缓慢，头晕，眼花，耳鸣，失眠，严重者，则可发展成为健忘症。牙齿属骨的一部分，故称“齿为骨梢”。肾精充足，则牙齿坚固、齐全。若精髓不足，则牙齿松动，甚或脱落。

3. 肾的生理特性

肾的生理特性，主要有两个方面：

（1）肾性潜藏，为固摄之本：在五脏之中，肾的位置最下，而在生理功能方面主藏蓄阴精，又主命火。肾精宜藏，最忌耗泄损伤，命火宜潜于水中，不宜升腾。所以，在古代，以潜藏蛰伏之意比喻肾的生理特性。正是由于肾的封藏固摄作用，使体内精微物质得以保留，元阴元阳得以闭藏，人的生命力才能旺盛，身体才能健康。

（2）肾与冬气相通应：在五脏之中，肾属阴中之阴，而冬季阴气最盛，故肾与冬气相通应。

4. 膀胱的生理功能

膀胱是贮尿和排尿的器官，其功能全赖于肾的气化功能。所谓膀胱气化，实际上属于肾的蒸腾气化。膀胱的病变主要表现为尿频、尿急、尿痛；或小便不利，甚至尿闭；或是遗尿，甚则小便失禁。

5. 眼与肾及膀胱之关系

按照五轮学说，水轮属肾。瞳孔（包括晶状体、玻璃体及眼底部分）是与肾相连，相对应的。肾主水，故称之为水轮。

（1）眼与肾之关系：肾主藏精，受五脏六腑之精而藏之，赖五脏六腑之精所养。肾精充足则五脏六腑之精气旺盛，目充明亮。《素问·脉要精微论》谓："夫精明者，所以视万物，别黑白，审长短；以长为短，以白为黑，如是则精衰矣。"说明眼之能视，有赖于充足的精气濡养。故视觉的良好程度，与肾所受藏脏腑的精气充足与否关系至为密切。

肾精能生髓通于脑，《内经》说：“肾生骨髓，脑为髓海，目系上属于脑”。脑和髓异名同类，都由肾所受藏之精化生，目系连属于脑，也就关系到肾。肾精充沛，髓海丰满，则目光敏锐。如果肾精不足，髓海空虚，五脏六腑之精失养，则目视不明。所以，《灵枢·海论》说：“髓海不足，目无所见。”

肾主津液，是指肾气具有司体内津液代谢的输布排泄及维持体内代谢平衡的作用。肾气旺盛，水能转化成津液，上荣于目。《灵枢·五癃津液别篇》云：“五脏六腑之津液，尽上渗于目。”这些津液输布调节靠肾气所主。肾之功能正常，津液上荣于目，则目明；若肾之功能失调，气化不利，水液潴留上泛于目，则出现眼内、外水肿等症。

瞳孔的正常表现是色黑有神，目光炯炯，也就是人们常说的眼睛亮，说明肾阴肾阳充沛。凡外眼正常，而自觉视物模糊，眼前黑花飞舞等，皆归入瞳神疾患（即内障）的范围。现代医学的玻璃体病、眼底病、视神经病，多以肝肾不足为根本，发病开始可以出现各种不同的脏腑气血失调的症状。

（2）眼与膀胱之关系：肾与膀胱脏腑相合，互为表里。在人体水液代谢的过程中，膀胱主要有贮藏津液、化气行水、排泄尿液的功能。膀胱的气化作用主要取决于肾气的盛衰。

六、眼与三焦的关系

1. 三焦的生理功能

三焦是上焦、中焦、下焦的合称，为六腑之一。在形态方面，目前部分学者认为三焦是分布于胸腹腔的一个大腑，在人体脏腑中，唯它最大，故有“孤府”之称。三焦不与五脏相表里。

三焦的主要生理功能如下：

（1）主持诸气，总司全身的气机和气化：三焦是气的升降出入的通道，人体的气，是通过三焦输布到五脏六腑，充沛于全身的。

（2）为水液运行之道路：全身的水液代谢，是由肺、脾胃和肠、肾和膀胱等许多脏腑的协同作用而完成的，但必须以三焦为通道，才能正常地升降出入。

（3）上焦：横膈以上的胸部，包括心、肺两脏和头面部。上焦主气的升发和宣散，但它不能有升无降，而是“升已而降”，故说：“若雾露之溉”，《灵枢·营卫生会》也因此而概括为“上焦如雾”。

中焦：指膈以下，脐以上的上腹部，包括脾、胃、肝、胆。中焦的生理功能包括脾和胃的整个运化功能，故说中焦是“泌糟粕，蒸津液”，升降之枢，气血生化之源。

下焦：胃以下的部位和脏器，如小肠、大肠、肾和膀胱等均属于下焦。下焦的生理功能是排泄糟粕和尿液。后世对藏象学说有了发展，将肝肾精血、命门原气等都归属于下焦，因而扩大了下焦的生理功能特点。

2. 眼与三焦之关系

三焦为孤府，主通行元气与运化水谷、疏通水道的功能，故上输于目之精气津液无不通过三焦。若三焦功能失常，致水谷精微之消化、吸收和输布、排泄紊乱或发生障碍，则可引起眼部病变。

此外，《证治准绳·杂病·七窍门》还指出：目内所涵神水，是“由三焦而发源”。所以，三焦功能失常可致神水衰竭而发生目病。

实际上，眼与五脏六腑之间的关系各具特点，其密切程度虽不等同，但人体毕竟是一个有机整体，因此，临证时不可片面强调某些脏腑的作用，而应从实际出发全面地进行观察和分析，才能作出正确的判断。

第三节　气血津液与眼健康

一、气血是什么

1. 气的概念

气，是古代人们对于自然现象的一种认识，认为气是构成物质世界的本源，宇宙间的一切事物，都是由最基本、最原始的物质——气的运动变化而产生。这种认识被引入医学领域，就形成了中医学中的“气”的概念。

气是构成人体的最重要的基本物质。人是自然界的产物，也就是“天地之气”的产物。人的形体构成，以“气”为最基本的物质基础。同时，气也是维持人体生命活动的基本物质。人的生命活动，有赖于从“天地之气”中摄取的营养成分，以此营养五脏的精气，从而维持机体的生理活动。气的名称相当多，有元气、真气，这些都是指整个人体内气血和其他物质及能力，名虽各异而实为一种。元气有阳气、阴气之称，从其两大作用分，一种能保卫体表，另一种能保持精力充沛，也称为真阳、真阴。还有宗气、中气，是指元气中有一部分属于上焦肺，另一部分属于中焦脾胃，所以亦叫肺气、胃气，概括地说，均为元气。

由于“气”本身就是极其微小的物质，无法用肉眼观察到，只能通过人的生理活动或是病理变化而觉察到它的存在，所以《仁斋直指方》中有这样一段话：“人以气为主，……阴阳之所以升降者，气也；血脉之所以流行者，气也；五脏六腑之所以升降者，亦此气也。盛则盈，衰则虚，顺则平，逆则病。”这进一步说明，气是构成人体和维持人体生命活动的物质基础。而且由于其具有活动力很强的运动性，对人体的生命活动具有重要的推动和温煦等作用，所以，中医学就以气的运动变化来阐述人体的生命活动。《灵枢·大惑论》中说：“目者，五脏六腑之精也。”阐明了眼部是五脏六腑精气所汇聚的地方。

2. 血的概念

血，红色的液态物质，是构成人体和维持人体生命活动的基本物质之一，对全身具有很好的营养和滋润作用。血液的作用，《内经》中指出：“目受血而能视，足受血而能步，掌受血而能握，指受血而能摄。”全身都靠血液营养，所以又说：“以奉生身，莫贵于此”。血液必须在脉管中循行，才能发挥它的正常生理作用。如果因为某些原因而导致血液溢出脉外，则会失去它的正常生理作用，就是出血，又称为“离经之血”。脉，是血液运行的通道。血行脉中，所以脉又有“血府”之称。就像《脾胃论》主张的：“脉者，血之府也。”

《难经·二十二难》说：“气主煦之，血主濡之。”中医把两者统称为气血，认为气与血虽各有它不同的作用，但两者又相互依存，相互促进，以营养脏腑组织，维持生命活动。《张氏医通》中有“盖气与血，两相维附。气不得血，则散而无统；血不得气，则凝而不流”的说法。气与血的关系概括起来即“气为血之帅，血为气之母”；气能生血、行血，且能固摄血液使其不溢出脉外；而血则能载气，使无形之气有所依附。《黄帝内经》中说道：“气血失和，百病乃变化而生”，“气血充盈，百病不生”。气血是人体的后天之本，人体的五脏六腑、骨骼经络甚至于毛发皮肤，所有组织器官都必须依赖于气血的运行变化，没有气血就没有生命。

二、气血变化对人体健康的影响

气血按照一定的规律在人体内运行，保障着人体的生命活动，生命力来源于气血，免疫力正常，源于气血状态的优异。一个人之所以会生病，与环境变化病邪侵袭等外界因素以及免疫力异常有关。

血主要与食物和运动有关，气则主要与情绪和精神有关。养血要注意饮食和运动，养气则要注意人格修养以及世界观、价值观等。

中医认为，一个人健康的标准就是气血充足，气血状态的优异与否决定了人的体质状态。气血旺盛的人，寒暑不侵。为了让气血更加健康，需要让周围的环境，如温度、湿度、噪声等，保持相对稳定，在遇到环境变化的时候，要能提高注意力，尽快主动的对其适应。

如果人体的气血不旺、不充足，就容易疲劳，乏力，抵抗力下降，就出现了人们常说的“亚健康”状态。时间一长，各种疾病都会惹上身来。

血具有濡养滋润全身脏腑组织的功能，也是神志活动的主要物质基础。血盛则形盛，血衰则形衰，血败则形败。血的失常主要表现为两方面，一是血生化不足或耗损过多，或血的濡养作用不足，即血虚；二是循环异常而形成的血瘀、血热、出血。

心脏供血不足，就会感到心慌、气短、胸闷，当缺血情况进一步加重，血管不能充盈，就会造成闭塞，乃至心梗，最后危及生命。

大脑供血不足，轻者头晕、记忆力下降，重者出现脑缺血、脑梗塞，时间一长，脑萎缩、老年痴呆等病症也开始发生。

肾脏也是一样，供血不足，它就不能保质保量地完成排毒工作，如此，身体内的各种毒素就不能及时排到体外，容易引起尿素氮、尿酸过高，引发各种疾病。

“血为气之母，气为血之帅”，这是用来形容气血关系时最常用的一句话。

气与血之间具有阴阳相随、相互依存、相互为用的关系。气的虚衰或运动失常必然影响到血，而血虚则气无所养亦衰弱，从而导致气血两虚；气虚则其推动、温煦血液的功能减弱，血的运行则受到阻碍，而若血瘀则气必然郁阻而不能畅行，故有气滞血瘀；气虚而固摄功能减弱，导致血外溢而出血，此为气不摄血；若血液不足，则气失去依附，此称为气随血脱。

中医学认为：气是由先天之精华、水谷之精气和吸入的自然界的清气所组成。气的主要功能是：推动、温煦、防御、固摄和气化，即具有推动血液、津液的生成与运行，推动脏腑组织的各种生理活动的作用。

气的失常包括气的生化不足或耗损过多，气的功能不足及运动失常或紊乱，从而分别表现为气虚、气滞、气逆、气陷、气闭或气脱。

因此，中医在调理亚健康群体时，就十分注重“三养”，即“养气”、“养血”、“养脉络”，通过补气、调气、理气、行气和补血、活血祛瘀等方法，来调理、养护人体的气血。

三、眼与气血的关系

从五轮学说中可以看出，眼具有的视觉功能有赖脏腑所受藏与化生之气、血、津液的滋养和濡养。《灵枢·本脏》说：“五脏者，所以藏精神血气魂魄者也；六腑者，所以化水谷而行津液者也。”

而眼部与血液也有着密切的关系，“目得血而能视”血能带给眼营养，能载气和伴送津液上行于眼睛。

1. 气与眼之关系

气是维持眼的生理活动的基本物质。《太平圣惠方·眼内障论》说：“眼通五脏，气贯五轮”。如果眼的组织缺乏气的贯注，或气失和调，则会导致眼病发生。

首先，气对眼具有温养作用。眼受五脏六腑上输之精气温煦和濡养，才能维持眼内外各种组织的正常功能。其中瞳神“乃先天之气所生，后天之气所成”（《证治准绳·杂病·七窍门》），其所受精气尤需充足，故独能视物辨色。

其次，气对人体各部分的濡养具有推动作用。由于气的升降出入运动不息，才能推动精、血、津液等源源不断地运行上头，入目养窍。明代医家王肯堂谓“目之经络中往来生用之气”为真气。真气冲和流畅，则目视精明；若有亏滞，则能引起眼病。不过，目中真气的运动又与肾气的盛衰、脾气的升降、心气的推动、肝气的疏泄、肺气的敷布密切相关，不可孤立地看待。

其三，气具有固摄作用。真气充足，固摄有力，则血行脉中，不得外溢；目内所含津液，亦不致干枯。此外，气的固摄作用还关系到瞳神的聚散。古人认为瞳神为水火之精华，由肾精胆汁升腾于中，元阳真气聚敛于外而成，故元代眼科名医倪维德在《原机启微》中说：“神水（指瞳神）亦气聚也。”《银海指南》也说：“气不裹精”则“瞳神散大”。

总之，气对于眼的作用甚大，气一有亏滞，则会影响眼的功能，甚至发生病变。如《灵枢·决气》谓：“气脱者，目不明”，即指气虚所致视力模糊。

2. 血与眼之关系

血富营养，亦是眼部赖以维持生理活动的主要物质。《素问》说：“目得血而能视”。流注于眼中之血液，古代医家称之为“真血”。《审视瑶函》说：“真血者，即肝中升运于目，轻清之血，乃滋目经络之血也。”而且还说：“夫目之有血，为养目之源，充和则有发生长养之功，而目不病；少有亏滞，目病生矣。”指出了眼部供血不足或血行瘀滞均可致病。

气血的产生与输布与五脏六腑的功能有着密切的联系。比如脾胃为气血生化之源；肺主气，全身的气运行均由肺来主持和管理，肺朝百脉，全身血液都朝会于肺，而血液的正常运行，也赖于肺的敷布和调节；心气旺盛、心血充盈、脉道通利，心主血脉的功能才能正常，血液才能在脉管内正常运行；肝主疏泄，又主藏血，肝的调节能促进人体的气血的正常运行；肾主纳气，肾具有摄纳肺所吸入之清气而调节呼吸的功能，防止呼吸表浅，保证体内外气体的正常交换。气血所起到的重要作用，要有五脏正常生理功能的推动。

四、眼与津液的关系

津液是指体内的各种正常水液。它布散于全身，主要起到滋润、濡养的作用，并对维持人体水火、阴阳平衡具有十分重要的意义。眼之所以能够明视万物，也离不开五脏六腑源源不断地上渗津液滋润、濡养，以及维持阴阳平衡。

《灵枢·口问》说：“液者，所以灌精濡空窍者也，……液竭则精不灌，精不灌则目无所见。”同时，由于眼睛的内部组织富含滓液，目珠才得以维持圆润。故此，《外台秘要》说：“其眼根寻无他物，直是水耳。轻膜裹水，圆满精微，皎洁明净，状如宝珠”。

津液上渗于目，就其所化来讲，在外为泪液，为目外润泽之水；在内则主要为神膏、神水。因神膏涵养瞳神，故神膏一衰，瞳神有损。至于神水，《审视瑶函》指出：“在目之内，……即目上润泽之水。水衰则有火盛燥暴之患，水竭则有目轮大小之疾，耗涩则有昏眇之危。”由此可见，津液对目有着重要作用。

第三章 人体经络与眼健康

第一节 人体经络概述

经络学说是中国古人在实践过程中总结形成的学说，也是中医理论最重要的基本学说之一，距今已有两千多年的历史了。世界上第一部医学巨著《黄帝内经》中，就已详细记载了人体的十四条经脉，并标明了它们的循行走向。早在北宋时期，医家王惟一曾奉旨搜集古今临床经验，汇集诸家针灸理论著医书3卷，共载腧穴657个。并按经络和部位相结合的腧穴排列方法，设计成针灸铜人模型，以供教学和考试之用。

经络是经脉和络脉的总称。经，具有路径的意思，沟通内外，是经络系统的主干。络，具有网络的意思，是经脉的分支，比经脉细小，纵横交错，遍布全身。经络内属脏腑，外络肢节，沟通脏腑与体表，贯穿上下，将人体各个组织器官联系成一个有机的整体。经络是气血运行的通道，使气血等精微物质运行到全身，发挥其营养脏腑、抵御外邪、保卫机体的作用，使人体各部分的功能活动保持协调和相对平衡。

经脉分为正经和奇经两大类。正经有十二条，也就是十二经脉，是气血运行的主要通道。奇经有八条，即督、任、冲、带、阴跷、阳跷、阴维、阳维，称为“奇经八脉”，有统摄、联络和调节十二经脉的作用。

正经就像沟渠，奇经就像是湖泊；当十二经脉的脉气充盛时，其经气就会溢入奇经。名医扁鹊曾形象地将其比作雨水从天而降，雨水盛大，沟渠满溢，注入湖泊。因此，十二正经和奇经八脉的经气是相互灌溉的。

络脉有十五支，即手足三阴三阳经各自腕踝关节分出的一络，以及任、督二脉之络，再加上脾之一大络。十五支络脉也称之为“十五别络”。

经络中有经气运行，故有正经十二气，加之络脉十五气，合计二十七气。十二经脉如水流一般，周而复始地循行着，将人体的气血周流全身，起到内养五脏六腑，外濡肌肤腠理的作用。

第二节　经络的分布与作用

一、经络系统的分布结构

人体经络系统的分布结构如图 3. 2. 1 所示。其中，十二正经连接脏腑；络脉沟通经脉；十二经别是十二正经的别行部分，是正经别行深入体内的支脉；十二经筋散布浅表是经脉之气濡养筋肉骨节的部分，也是正经外围的连接部分；十二皮部位于人体最外层，联合皮部和腠理；奇经之八脉则交织沟通十二经脉。其中，督脉沟通阳经，任脉沟通阴经，带脉沟通所有纵行的经脉，冲脉沟通经脉气血，阴维联系人体内侧，阳维联系人体外侧，阴跷联系人体下肢内侧，阳跷联系人体下肢外侧。

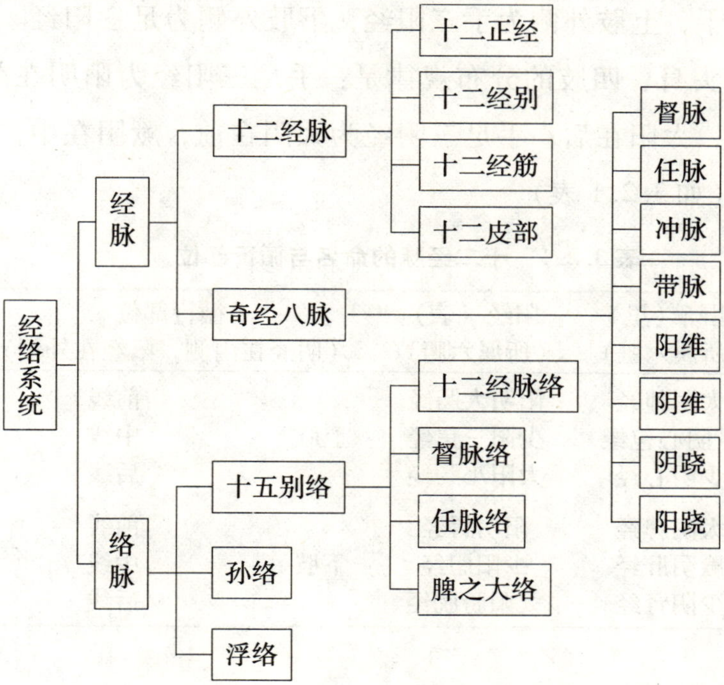

图 3.2.1　经络系统分布结构图

二、十二经脉的命名及分布特点

十二经脉是结合阴阳、脏腑、手足三个方面而命名的。阳经分为阳明、少阳、太阳，阴经分为太阴、厥阴、少阴。其中根据脏属阴，腑属阳，内侧为阴，外侧为阳的原则，将各经按照所属脏腑结合循行于四肢的各个部位，从而确定各经的名称。

（见表 3. 2. 1）

十二经脉中，“阴经”多循行于四肢内侧及胸腹，上肢内侧为手三阴经，下肢内侧为足三阴经。“阳经”多循行于四肢外侧及头面躯干，上肢外侧为手三阳经，下肢外侧为足三阳经。十二经脉在头身、四肢的分布规律是：手足三阳经为阳明在前，少阳在中，太阳在后；手足三阴经为太阴在前，厥阴在中，少阴在后。（如 3. 2. 1 表）

表 3. 2. 1　十二经脉的命名与循行部位

定位 手足	阴经（里） （所属六脏）	阳经（表） （所属六腑）	循行部位 （阴经在内侧，阳经在外侧）	
手	太阴肺经	阳明大肠经	上肢	前线
	厥阴心包经	少阳三焦经		中线
	少阴心经	太阳小肠经		后线
足	太阴脾经	阳明胃经	下肢	前线
	厥阴肝经	少阳胆经		中线
	少阴肾经	太阳膀胱经		后线

三、十二经脉的循行方向

从表 3. 2. 1 中不仅可以看出十二经脉的分布，还可看出其在体内与脏腑的相连属及表里关系。其中，阴经属脏，主里；阳经属腑，主表。一脏配一腑，一阴配一阳，形成了脏腑阴阳表里的络属关系。互为表里的经脉在生理上的联系密切，病变时互相影响，治疗时相互为用。

十二经脉中气血的流行传注是循环往复有方向的。手三阴从胸走手，交手三阳；手三阳从手走头，交足三阳；足三阳从

头走足，交足三阴；足三阴从足走腹，至胸交手三阴。（如图3.2.2所示）

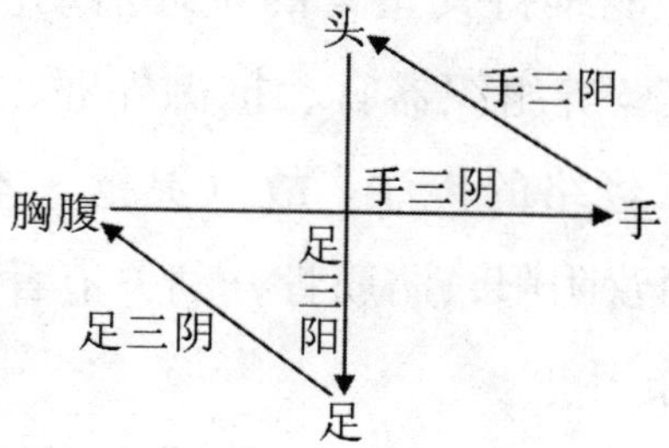

图3.2.2　十二经脉的循行方向图

四、经络的生理作用与特点

经络的主要生理功能与作用主要体现在沟通表里、上下，联系脏腑器官；通行气血，濡养脏腑组织；感应传导及调节平衡等方面。

1. 沟通联系作用

人体是由五脏六腑、五官九窍、四肢百骸等组成的复杂有机体。其各部位具有各不相同的生理功能，同时又共同组成有机的整体活动。这种有机配合，相互联系，主要依靠经络的沟通联系作用来实现。由于十二经脉及其分支的纵横交错，入里出表，通达上下；奇经八脉又联系沟通于十二经脉；十二经筋、十二皮部联络筋脉皮肉。由此，人体脏腑与体表之间、脏腑同官窍之间、脏腑与脏腑之间，经脉与经脉之间有机地联系起来，构成一个内外、表里、左右、上下彼此之间紧密联系、协调共济的统一整体。

2. 通行气血作用

经络是气血运行的主要通道。人体的各个脏腑组织，均需要气血的濡养，才能维持其正常的生理活动。而气血之所以能通达全身，发挥其营养组织器官、抗御外邪、保卫机体的作用，这一切必须依赖于经络的传注。故《灵枢·本脏》说："经脉者，所以行血气而营阴阳，濡筋骨，利关节者也。"

3. 感应传导作用

感应传导是指经络系统对于针刺或其他刺激的感觉和传递作用。当体表受到某种刺激时，如针刺等，就是通过经络传导于脏腑，以达到调整脏腑功能的目的。针刺治疗中的"得气"现象，就是经络传导感应作用的具体表现。脏腑功能活动的变化，亦可通过经络的传导反映于体表。

4. 调节平衡作用

经络能运行气血和协调阴阳，使人体功能活动保持相对的平衡。若人体的气血阴阳失去协调平衡，通过经络系统的自我调节，仍不能恢复正常者，则发生疾病。此时，运用针灸、推拿、捶疗等方法，通过对适当的穴位施以适量的刺激，激发经络的调节作用，可以"泻其有余，补其不足，阴阳平复"。

第三节　经脉与眼睛的关系

《黄帝内经·灵枢》云："目者经脉之所聚也。""十二经脉，三百六十五络，其气血皆上于面而走空窍，其精阳气上走于目而为睛。”可见眼与脏腑之间的有机关系，主要是依靠经络连接贯通，使眼睛不断得到经络输送的气、血、津液的濡养，维持正常的视觉功能。因此，一旦经脉失调，就会引起眼部的疾病。《医宗金鉴·眼科心法要诀》说：“外邪乘虚而入，入项属太阳，入面属阳明，入颊属少阳，各随其经之系，上头入脑中，而为患于目焉。”这又从病理方面反映了眼睛与十二经脉的内在联系。图 3.3.1 给出了人体各经脉上注于人头部的分布示意图。

一、眼与十二经脉的关系

足厥阴肝经、手少阴心经及足太阳膀胱经与视神经、包裹视神经的鞘膜及其血管有联系，其中肝经的主脉则直接与之相连。足三阳的本经均起于眼或眼周围，而手三阳经均有 1～2 条支脉止于眼或眼部附近。手足三阴经虽然未从体表上达头面部，但其内分支则与视神经等眼内部组织直接或间接地有着联系。(如图 3.3.2)

1. 足厥阴肝经

主脉沿喉咙之后上行，经面部直接与视神经、包裹视神经的鞘膜及其血管相接。肝开窍于目，主藏血，肝所受藏的血对视觉功能的影响最大，它含有眼睛所需的各种精微物质，故特称为“真血”。《审视瑶函·目为至宝论》中说到“真血者，即肝中升运于目，轻清之血，乃滋目经络之血也。此血非比肌肉间混浊易行之血，因其轻清上升于高而难得，故谓之真也。”

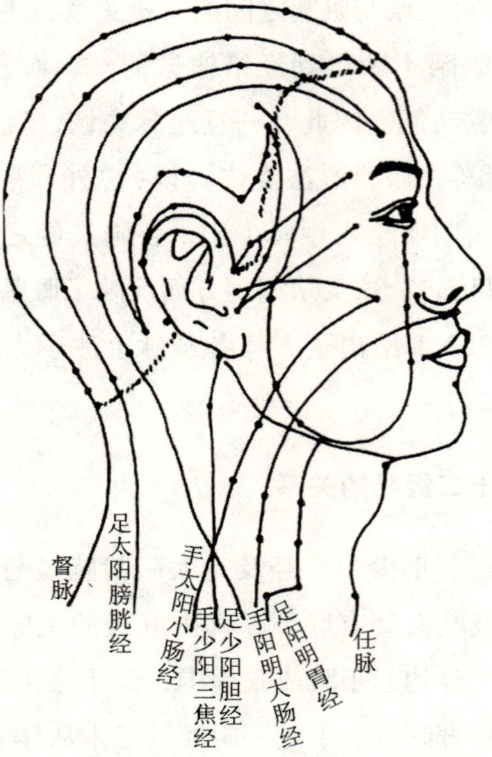

图 3. 3. 1　头面部经络循行图

2. 手少阴心经

其支脉与视神经及其血管等相接。精、气、血、津液在心气的推动下，通过经脉源源不断的输送到眼部，使其得到供养。

3. 足太阳膀胱经

起于内眼角的睛明穴，沿前额上行，与督脉的百会穴相交。膀胱主管人体的水液代谢，若膀胱的功能失常，在眼部就会出现水湿泛滥之证。

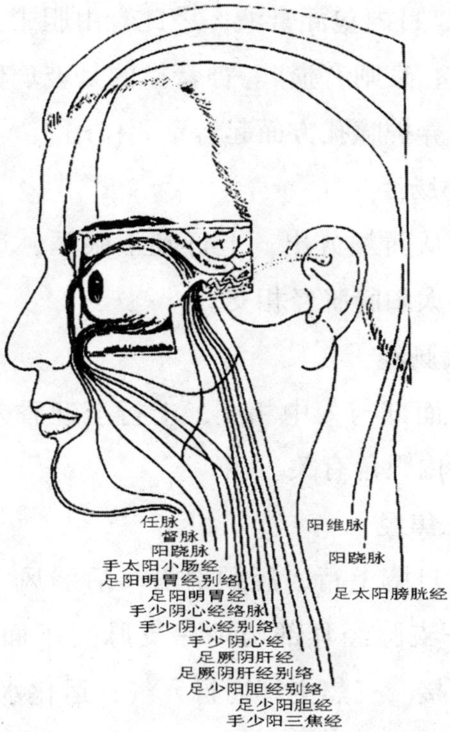

图 3.3.2　眼与经脉的内在联系

4. 足阳明胃经

起于鼻旁的迎香穴，经过内眼角睛明穴，与足太阳膀胱经相交。脾与胃相表里，两者密切配合共同完成气血的生化，故合称为“后天之本”。若脾失健运，精微化生不足，目失所养则视物不明。

5. 足少阳胆经

起于外眼角的瞳子髎穴。肝气之余溢入于胆，聚而成精，化为胆汁。胆汁关系到视力状态，《内经·灵枢》说：“五十岁，肝气始衰，肝叶始薄，胆汁始减，目始不明”。《证治准绳》中指出："神膏者，目内包涵膏液……此膏由胆中渗润精汁积而成者，能涵养瞳神，衰则有损"。神膏指的是玻璃体，是说胆汁在玻璃体的生成及养护瞳孔方面起着重要作用。

6. 手太阳小肠经

有一条支脉从面颊分出，上行到下眼眶，达鼻旁，至内眼角睛明穴，与足太阳膀胱经相交。

7. 手阳明大肠经

其支脉在头面部与人中相交，上行至迎香穴，与足阳明胃经相接，间接与内眼角有关。

8. 手少阳三焦经

有一条支脉自胸上行，经颈部沿耳后翳风穴，下行至面直达下眼眶。另一支脉经耳部与前一支脉交于面部，达外眼角，与足少阳胆经相接。三焦主管通行元气，运化水谷和疏理水道。脏腑的精气、津液均需要通过三焦而上行灌注，使眼睛得到濡养。

二、眼与奇经八脉的关系

奇经八脉是指十二经脉之外的八条经脉，与脏腑无直接络属关系，然而它们交叉贯穿于十二经脉之间，具有加强经脉之间的联系以调节正经气血的作用。奇经八脉中起、止及循环路径与眼直接有关的主要有督脉、任脉、阳跷脉、阴跷脉和阳维脉。

另外，阴维脉、冲脉、带脉虽然与眼未发生着直接联系，但阴维脉维系诸阴脉，冲脉为血海，带脉约束联系纵行躯干部的各条足经，故均与眼有间接联系。

1. 督脉

有一条支脉与足太阳膀胱经交于内眼角。督脉乃“阳经之海”，具有统率全身阳经的作用。

2. 任脉

起于中极下的会阴部，沿正中线上行到下颌，环口分左右两支沿面部至下眼眶承泣穴。任脉乃“阴经之海”，可以调节各阴经的气血，对全身阴经经气有总揽、统任的作用。

3. 阳跷脉

足太阳经有通过项部入于脑内，在后项正中两筋间入脑，分别为阴跷、阳跷二脉，阴跷、阳跷互相交会于目内眦。《奇经八脉考》曰：“阳跷者……至目内眦与手足太阳、足阳明、阴跷五脉会于睛明穴。”

4. 阴跷脉

阴跷脉是足少阴肾经的支脉，起于然谷之后的照海，上行，向上出人迎的前面，到达鼻旁，连属于目内眦，与足太阳经、阳跷脉会合而上行，阴跷与阳跷的脉气并行回环而濡养眼睛。

5. 阳维脉

阳维脉维系诸阳经，经阳白穴而与眼睛有关。

总之，人是一个有机的整体，眼与各脏腑之间均有经络相互联系，它们在生理上相互协调，相互依存。因此，调理眼病要从整体出发，脏腑功能提高了，眼部各种症状自然就能得到改善。

第四章 十四经脉的循行与作用

十二经脉是经络系统的主要内容，故又称十二正经。任督二脉是奇经八脉中的两条经脉，由于此二条经脉各有其循行部位和途径，故又常和十二经脉合称十四正经。

第一节 十四经脉的循行与作用

一、手太阴肺经

1. 经脉循行

起于中焦，向下络大肠，回过来沿着胃上口穿过膈肌，入属肺，从肺系横行出于胸壁外上方，出腋下，沿上肢内侧前缘下行，过肘窝入寸口上鱼际，直出拇指桡侧端少商穴。（见图4.1.1）

其分支从前臂列缺穴处分出，沿掌背侧走向食指桡侧端，经气于商阳穴与手阳明大肠经相接。

2. 联系脏腑

属肺，络大肠，与胃、肺系、喉咙有联系。

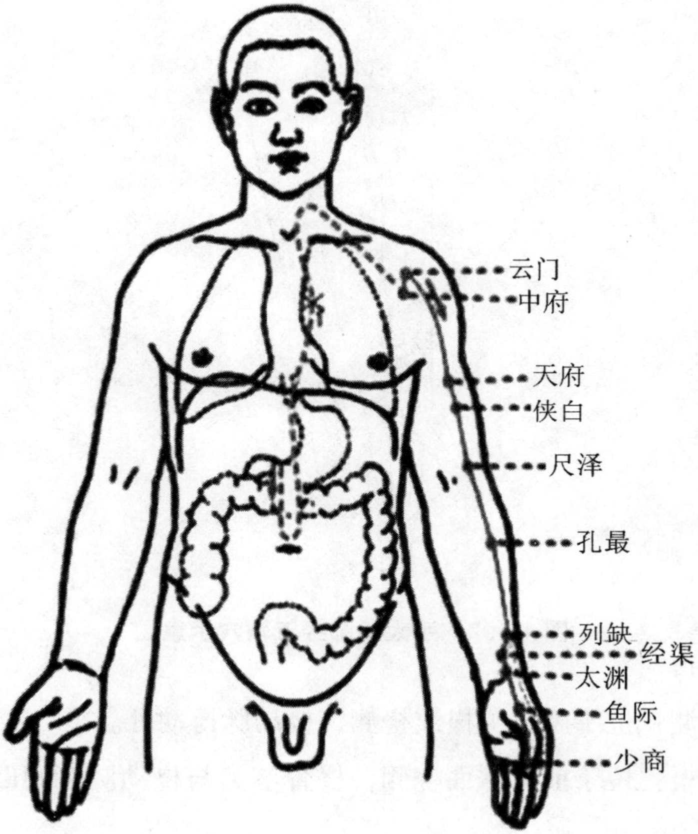

图 4.1.1　手太阴肺经循行图

3. 主治概要

本经腧穴主治咳、喘、咳血、咽喉痛等肺系疾患，及经脉循行部位的其他病证。

4. 腧穴定位（见图 4.1.2）

少商：位于手拇指末节桡侧，距指甲角 0.1 寸。

鱼际：位于手拇指本节（第 1 掌指关节）后凹陷处，约当第 1 掌骨中点桡侧，赤白肉际处。

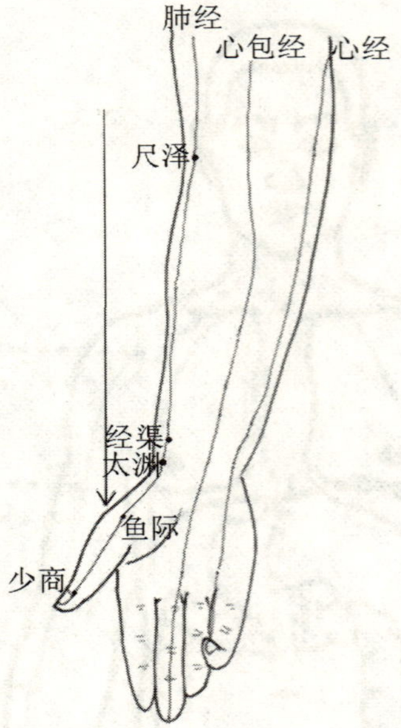

图 4.1.2　手太阴肺经五输穴示意图

太渊：位于腕掌侧横纹桡侧，桡动脉搏动处。

经渠：位于前臂掌面桡侧，桡骨茎突与桡动脉之间凹陷处，腕横纹上 1 寸。

尺泽：位于肘横纹中，肱二头肌腱桡侧凹陷处。

二、手厥阴心包经

1. 经脉循行

起于胸中，出属心包络，向下穿过膈肌，依次络于上、中、下三焦。它的支脉从胸中分出，沿胁肋到达腋下 3 寸处（天池穴）向上至腋窝下，沿上肢内侧中线入肘，过腕部，入掌中（劳宫穴），沿中指桡侧，出中端桡侧端（中冲穴）。（图 4.1.3）

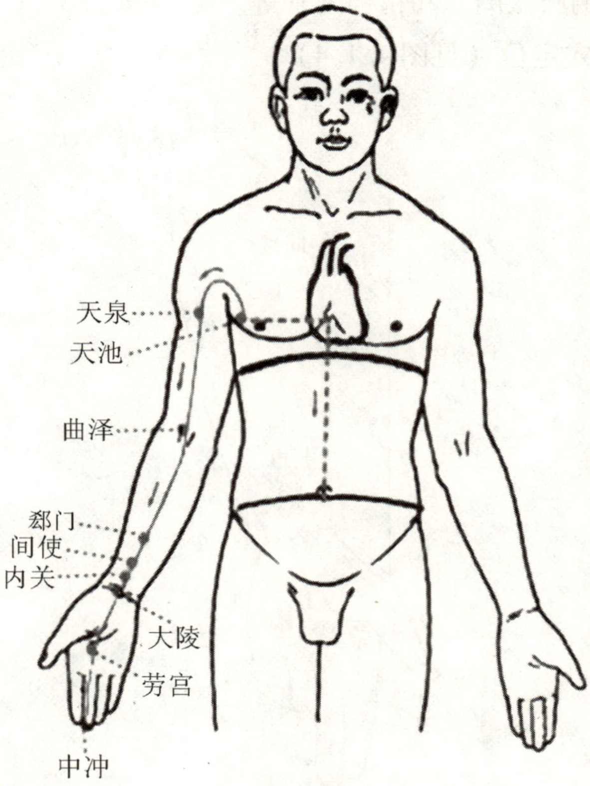

图 4.1.3 手厥阴心包经循行图

分支：从掌中分出，沿无名指出其尺侧端（关冲穴），交于手少阳三焦经。沿上臂内侧，进入肘中，下行前臂两筋（桡侧腕屈肌腱与掌长肌腱）之间，进入掌中，沿中指到达其末端；另一支脉从掌中分出，出无名指尺侧端与手少阳三焦经相接。

2. 联系脏腑

属心包，络三焦，与心、胃有联系。

3. 主治概要

主治心悸，心痛，心烦，面赤，目黄，手心热，上肢痉挛，腋下肿，胸胁胀闷，和精神失常等。

4. 腧穴定位（见图4.1.4）

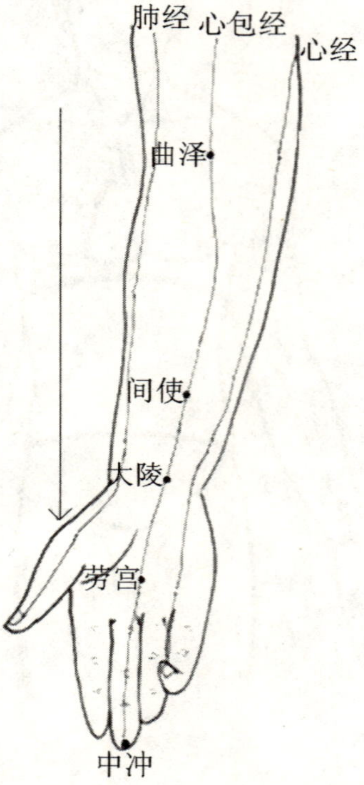

图4.1.4　手厥阴心包经五输穴示意图

曲泽：位于肘横纹中，当肱二头肌腱的尺侧缘。

间使：位于前臂掌侧，当曲泽与大陵的连线上，腕横纹上3寸，掌长肌腱与桡侧腕屈肌腱之间。

大陵：位于腕掌横纹的中点处，当掌长肌腱与桡侧腕屈肌腱之间。

劳宫：位于手掌心，当第2、3掌骨之间偏于第3掌骨，握拳屈指的中指尖处。

中冲：位于手中指末节尖端中央。

三、手少阴心经

1. 经脉循行

起于心中，出属心系，内行主干向下穿过膈肌，联络小肠；外行主干，从心系上肺，斜出腋下，沿上臂内侧后缘，过肘中，经掌后锐骨端，进入掌中，沿小指桡侧至末端，经气于少冲穴处与手太阳小肠经相接。支脉从心系向上，挟着咽喉两旁，连系于目系，即眼球内连于脑的脉络。（见图 4. 1. 5）

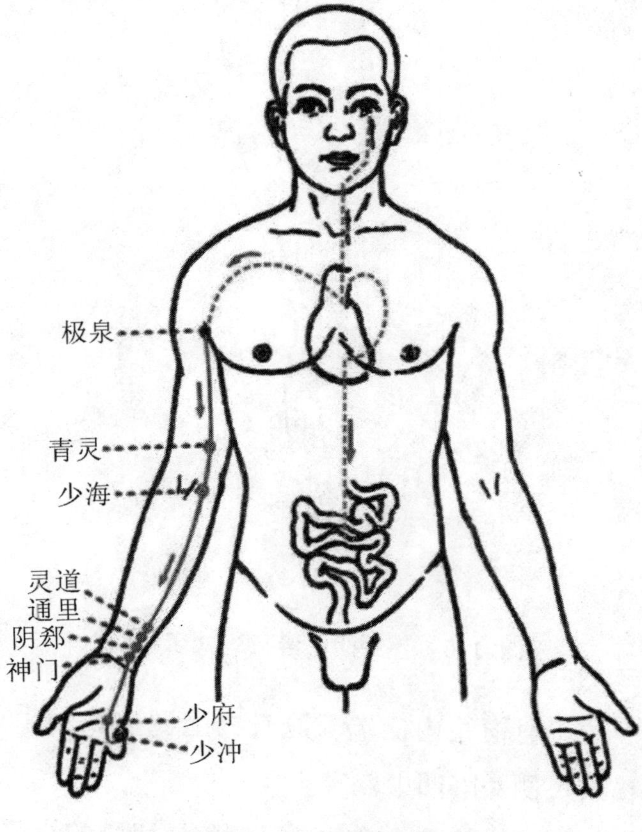

图 4. 1. 5　手少阴心经循行图

2. 联系脏腑

属心，络小肠，与肺、心系、目系、喉咙有联系。

3. 主治概要

本经腧穴主治心、胸、神志及经脉循行部位的其他病证。

4. 腧穴定位（见图4.1.6）

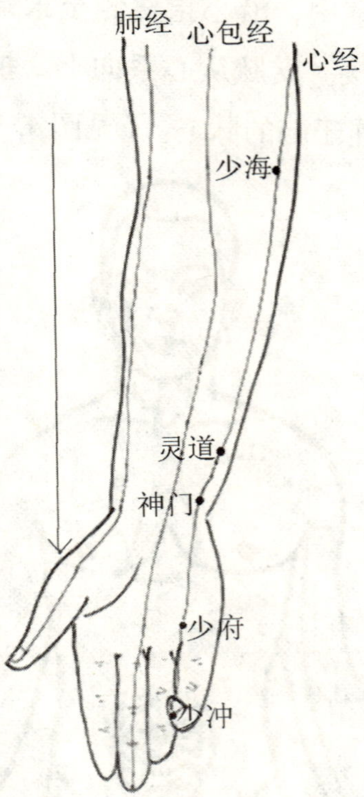

图4.1.6　手少阴心经五输穴示意图

少海：位于肘横纹内侧端与肱骨内上髁连线的中点处。屈肘，在肘横纹尺侧头陷凹中取穴。

灵道：位于腕横纹上1.5寸，尺侧腕屈肌腱的桡侧缘。

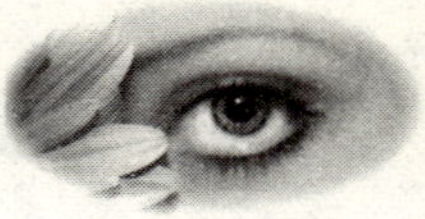

神门：位于腕横纹尺侧端，尺侧腕屈肌腱的桡侧凹陷处；仰掌，腕掌骨的桡侧缘，即尺侧腕屈肌腱附著于腕掌骨的桡侧，掌后横纹上。

少府：位于手掌面，第4、5掌骨之间，握拳时当小指与无名指指端之间；在4、5掌指关节后方，仰掌屈指，当小指端与无名指端之间。

少冲：位于小指桡侧指甲角旁0.1寸；在小指桡侧，去指甲角桡侧根部，约去爪甲指0.1寸许取穴。

四、足厥阴肝经

1. 经络循行

足厥阴肝经起于足大趾爪甲后丛毛处（大敦穴），沿足背内侧向上，经过内踝前1寸处（中封穴），上行小腿内侧（经过足太阴脾经的三阴交），至内踝上8寸处交出于足太阴脾经的后面，至膝内侧（曲泉穴）沿大腿内侧中线，进入阴毛中，环绕过生殖器，至小腹，夹胃两旁，属于肝脏，联络胆腑，向上通过横膈，分布于胁肋部，沿喉咙之后，向上进入鼻咽部，连接目系（眼球连系于脑的部位），向上经前额到达巅顶与督脉交会。（见图4.1.7）

分支：（1）目系分支：从目系走向面颊的深层，下行环绕口唇之内。

（2）肝部分支：从肝分出，穿过横膈，向上流注于肺，与手太阴肺经相接。

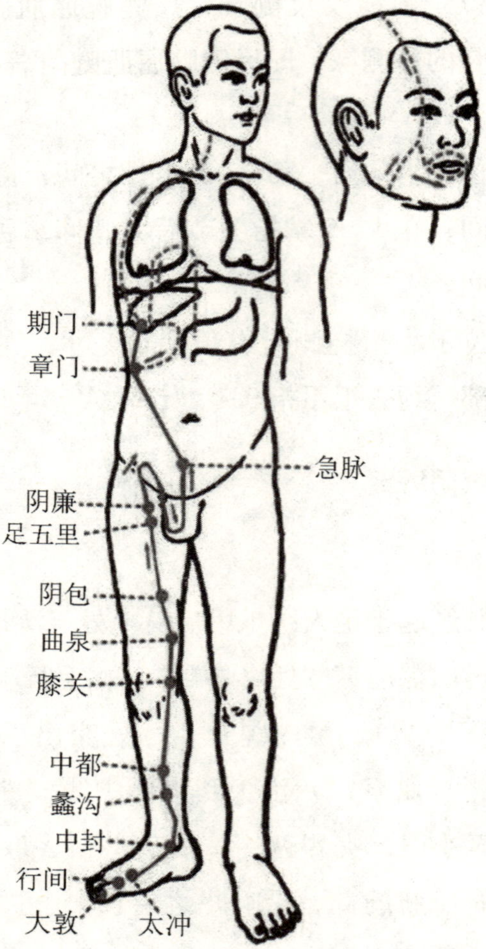

图 4.1.7　足厥阴肝经循行图

2. 联系脏腑

属肝，络胆，与肺、胃、肾、脑有联系。

3. 主治概要

主治肝病，妇科、前阴病以及经脉循行部位的其他病证。如腰痛，胸满，呃逆，遗尿，小便不利，疝气，少腹肿等证。

4. 腧穴定位（见图4.1.8）

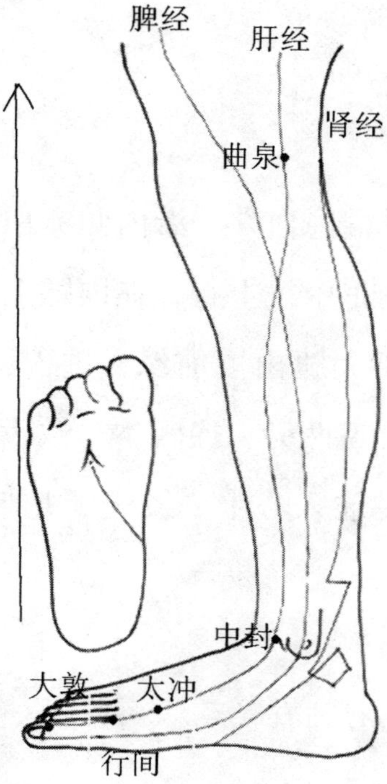

图4.1.8　足厥阴肝经五输穴示意图

大敦：位于足大趾末节外侧，距趾甲角0.1寸（指寸）。

行间：位于足背，当第二、三趾间，趾蹼缘的后方赤白肉际处。

太冲：位于足背，当第一、二蹠骨结合部前方凹陷处。

中封：位于足背侧，商丘与解溪连线之间，胫骨前肌腱的内侧凹陷处。

曲泉：位于膝内侧，屈膝，当膝内侧横纹头上方凹陷中，股骨向上髁的后缘，半腱肌、半膜肌止端的前凹陷处。

五、足太阴脾经

1. 经脉循行

起于足大趾内侧端隐白穴，沿内侧赤白肉际上行，过内踝的前缘，沿小腿内侧正中线上行，在内踝上 8 寸处，交出足厥阴肝经之前，上行沿大腿内侧前缘，进入腹部，属脾，络胃。向上穿过膈肌，沿食道两旁，连舌本，散舌下。其分支从胃别出，上行通过膈肌，注入心中，经气于此与手少阴心经相接。（见图 4.1.9）

2. 联系脏腑

属脾，络胃，与心肺有联系。

3. 主治概要

本经穴位主治胃病、妇科、前阴病及经脉循行部位的其他病证。

4. 腧穴定位（见图 4.1.10）

隐白：位于足大趾末节内侧，距趾甲角 0.1 寸（指寸）。

大都：位于足内侧，当足大趾本节（第一跖趾关节）前下方赤白肉际凹陷处。

太白：位于足内侧缘，当足大趾本节（第一跖趾关节）后下方赤白肉际凹陷处。

商丘：位于足内踝前下方凹陷中，当舟骨结节与内踝尖连

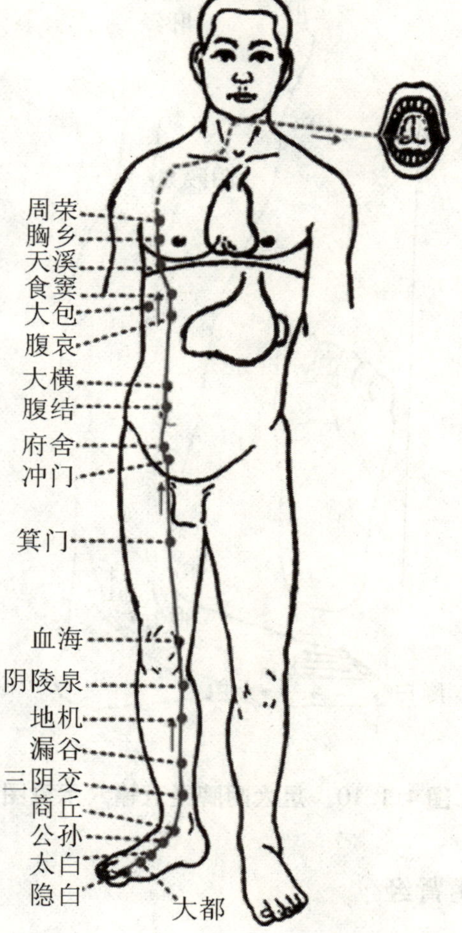

图 4.1.9 足太阴脾经循行图

线的中点处。

阴陵泉：位于小腿内侧，当胫骨内侧后下方凹陷处。

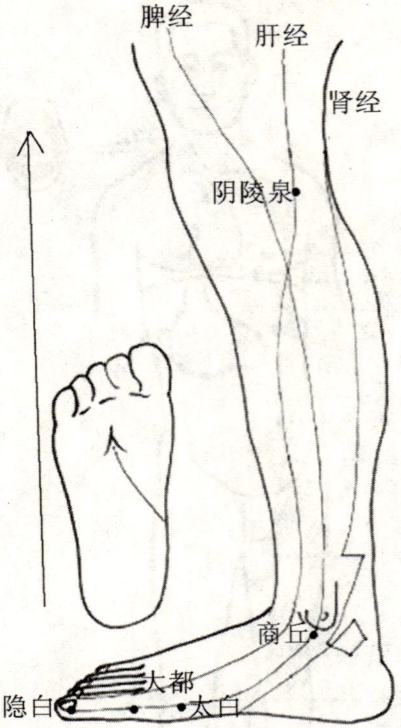

图 4.1.10　足太阴脾经五输穴示意图

六、足少阴肾经

1. 经脉循行

起于足小趾下，斜走足心（涌泉），出于舟骨粗隆下，沿内踝后，进入足跟，再向上行于腿肚内侧，出于腘窝内侧半腱肌腱与半膜肌之间，上经大腿内侧后缘，通向脊柱，属于肾脏，联络膀胱，还出于前（中极，属任脉），沿腹中线旁开 0.5 寸、胸中线旁开 2 寸，到达锁骨下缘（俞府）。肾脏直行之脉：向上通过肝和横膈，进入肺中，沿着喉咙，挟于舌根两侧。（见图 4.1.11）

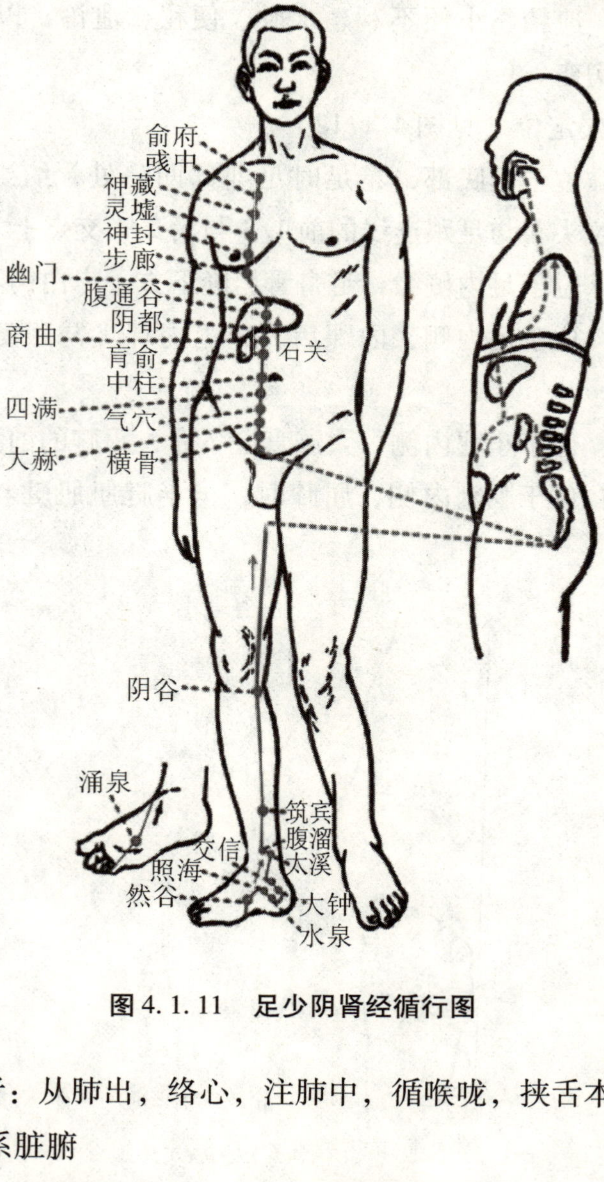

图 4. 1. 11　足少阴肾经循行图

其支者：从肺出，络心，注肺中，循喉咙，挟舌本。

2. 联系脏腑

属肾，络膀胱，与肺、心、耳有联系。

3. 主治概要

本经主要治疗妇科、前阴、肾、肺、咽喉病证。如月经不调、阴挺、遗精、小便不利、水肿、便秘、泄泻，以及经脉循行部位的病变。

4. 腧穴定位（见图 4. 1. 12）

涌泉：位于足底部，卷足时足前部凹陷处，约当第二、三趾趾指缝纹头端与足跟连线的前 1/3 与后 2/3 交点上。

然谷：位于足内侧缘，足舟骨粗隆下方，赤白肉际。

太溪：位于足内侧，内踝后方，当内踝尖与跟腱之间的凹陷处。

复溜：位于小腿内侧，太溪直上 2 寸，跟腱的前方。

阴谷：位于腘窝内侧，屈膝时，当半腱肌肌腱与半膜肌肌腱之间。

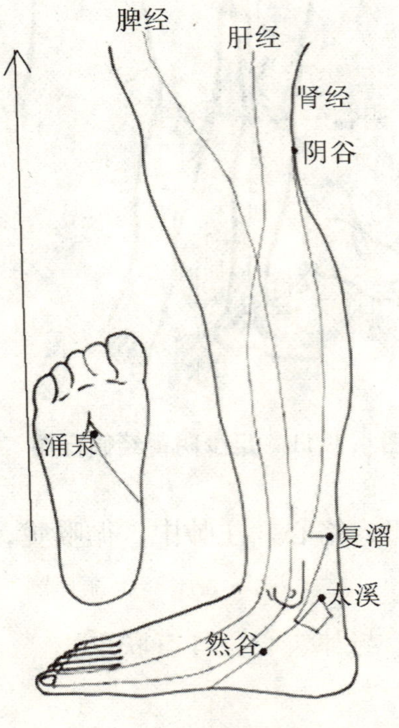

图 4. 1. 12　足少阴肾经五输穴示意图

七、手阳明大肠经

1. 经脉循行

从食指末端起始（商阳），沿食指桡侧缘（二间、三间）出第一、二掌骨间（合谷）；进入两筋（拇长伸肌腱和拇短伸肌腱）之间（阳溪），沿前臂桡侧（偏历、温溜、下廉、上廉、手三里）；进入肘外侧（曲池、肘髎），经上臂外侧前边（手五里、臂臑）；上肩，出肩峰部前边（肩髃、巨骨，会秉风），向上交会颈部（会大椎）；下入缺盆（锁骨上窝）；散络肺，通过横膈，属于大肠。（见图 4. 1. 13）

上行的一支：从锁骨上窝上行颈旁（天鼎、扶突），通过面颊，进入下齿槽，出来挟口旁（会地仓），交会人中部（会水沟）——左边的向右，右边的向左，上夹鼻孔旁（禾髎、迎香，接足阳明胃经）。

2. 联系脏腑

属大肠，络肺，与口、面颊、下齿、鼻有联系。

3. 主治概要

大肠经可以有效地防治皮肤病。中医讲肺主皮毛，肺与大肠相表里，肺的浊气不能及时排出会直接通过大肠排泄，肺功能弱了，体内毒素便会在大肠经淤积，所以会出现脸上起痘、身上起湿疹等问题。大肠经属阳明经，是气血都很旺的经络，可以帮助人体增强阳气或把多余的火气去掉。

4. 腧穴定位（见图 4. 1. 14）

商阳：位于食指末节桡侧，距指甲角 0. 1 寸（指寸）。

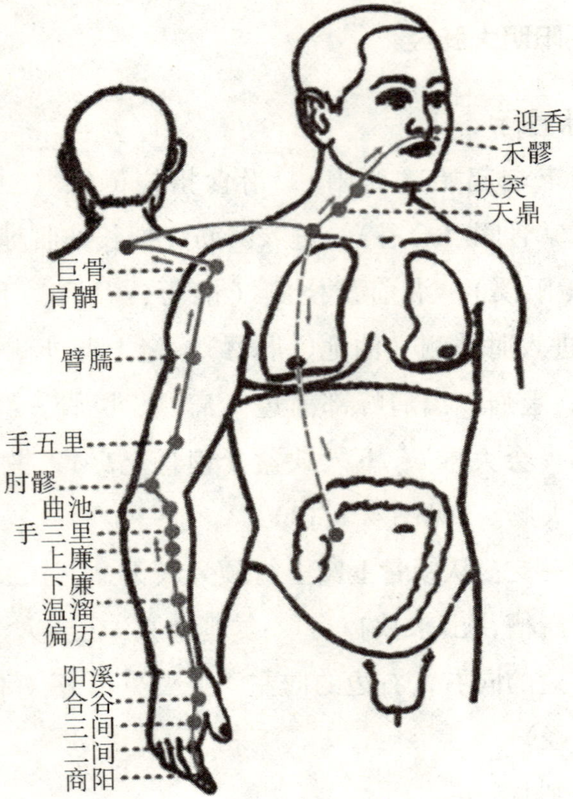

图 4. 1. 13　手阳明大肠经循行图

二间：位于微握拳，在手食指本节（第二掌指关节）前，桡侧凹陷处。

三间：位于微握拳，在手食指本节（第二掌指关节）后，桡侧凹陷处。

阳溪：位于腕背横纹桡侧，手拇指向上翘起时，当拇短伸肌腱与拇长伸肌腱之间的凹陷中。

曲池：位于肘横纹外侧端，屈肘，当尺泽与肱骨外上髁连

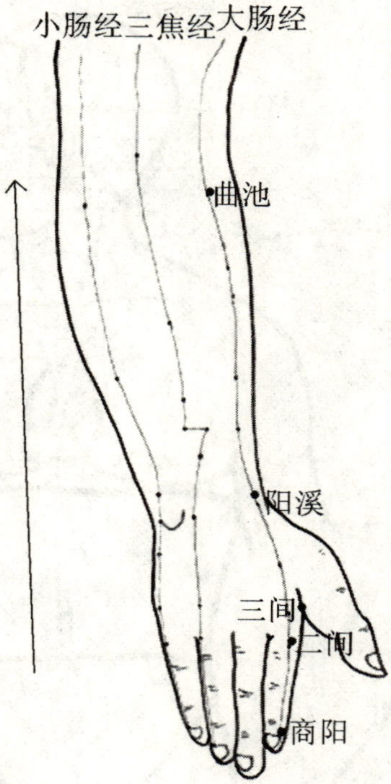

图 4.1.14　手阳明大肠经五输穴示意图

线中点。

八、手少阳三焦经

1. 经脉循行

三焦手少阳之脉，起于小指次指之端，上出两指之间，循手外表腕，出臂外两骨之间，上贯肘，循臑外上肩，而交出足少阳之后，入缺盆，布膻中，散络心包，下膈，遍属三焦。（见图 4.1.15）

其支者：从膻中上出缺盆。上项，系耳后，直上出耳角，

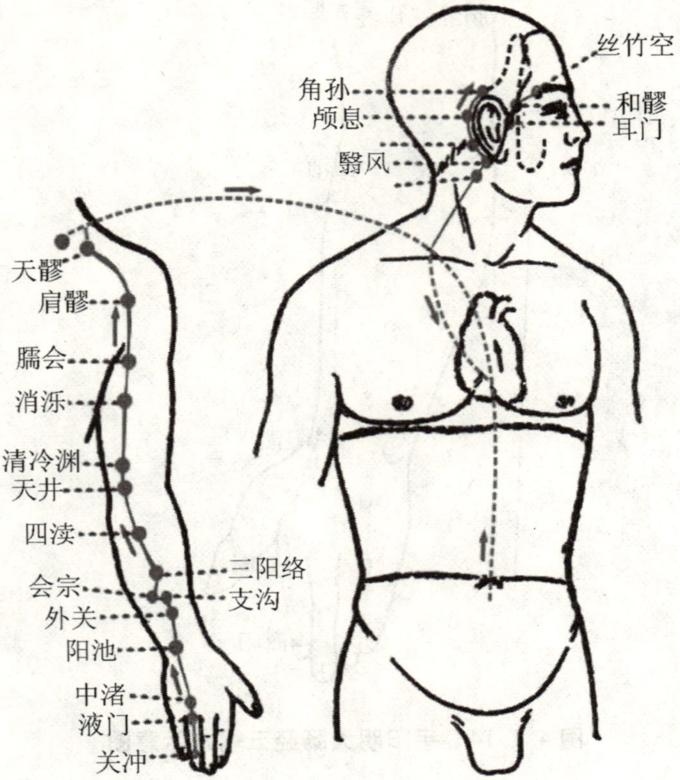

图 4.1.15 手少阳三焦经循行图

以屈下颊至，其支者：从耳后入耳中，出走耳前，过客主人，前交颊，至目锐眦。

2. 联系脏腑

属三焦，络心包，与耳、眼、肺、膈有联系。

3. 主治概要

本经腧穴主治头、目、耳、颊、咽喉、胸胁病和热病，以及经脉循行经过部位的其他病证。

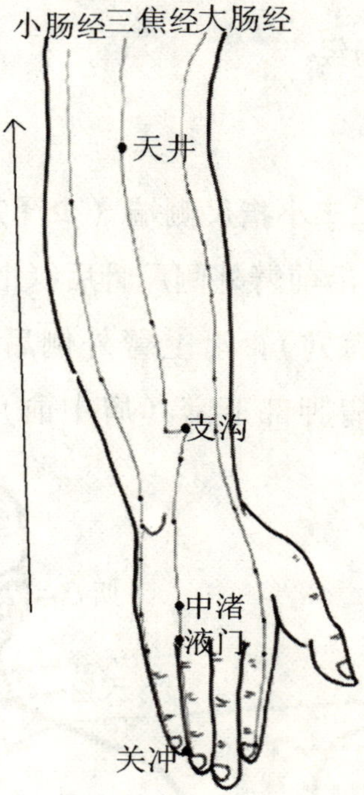

图 4. 1. 16 手少阳三焦经五输穴示意图

4. 腧穴定位（见图 4. 1. 16）

关冲：位于手环指末节尺侧，距指甲角 0. 1 寸（指寸）。

液门：位于手背部，当第四、五指间，指蹼缘后方赤白肉际处。

中渚：位于手背部，当环指本节（掌指关节）的后方，第四、五掌骨间凹陷处。

支沟：位于前臂背侧，当阳池与肘尖的连线上，腕背横纹上 3 寸，尺骨与桡骨之间。

天井：位于臂外侧，屈肘时，当肘尖直上 1 寸凹陷处。

九、手太阳小肠经

1. 经脉循行

手太阳小肠经起于小指尺侧端（少泽穴），沿手背尺侧至腕部外侧（阳谷穴），沿前臂外侧尺骨后缘上行，经尺骨鹰嘴与肱骨内上髁之间（小海穴），沿上臂外侧后缘，出于肩关节后面（肩贞穴），绕行于肩胛部上窝（肩中俞），交会于督脉之大椎

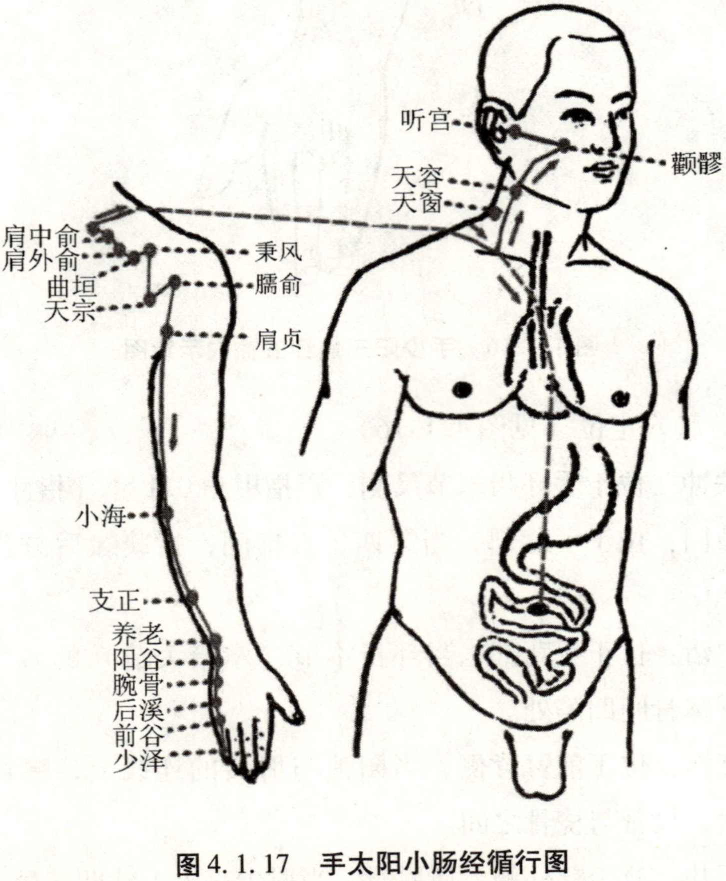

图 4. 1. 17　手太阳小肠经循行图

穴，从大椎向前经足阳明经的缺盆，进入胸部深层，下行至任脉的膻中穴处，络于心，沿食管过横膈，到达胃部属小肠。（见图 4.1.17）

分支：（1）缺盆分支：从缺盆沿颈部上面颊部（颧髎穴），至目外眦，转入耳中（听宫穴）。

（2）颊部分支：从颊部，斜向目眶下缘，抵达于鼻根进入内眼角（睛明穴），与足太阳膀胱经相接。

2. 联系脏腑

属小肠，络心，与胃有联系。

3. 主治概要

头项、五官病证、热病、神志疾患及本经部位的病变。

4. 腧穴定位（见图 4.1.18）

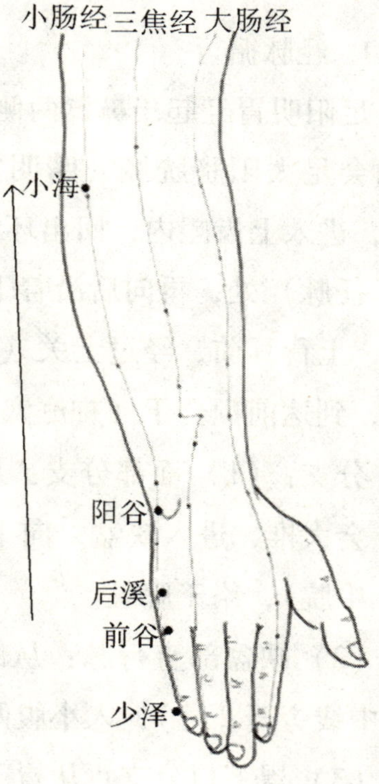

图 4.1.18 手太阳小肠经五输穴示意图

少泽：位于手小指末节尺侧，距指甲角 0.1 寸（指寸）。

前谷：位于手尺侧，微握拳，当小指本节（第五掌指关节）前的掌指横纹头赤白肉际。

后溪：位于手掌尺侧，微握拳，当小指本节（第五掌指关节）后的远侧掌横纹头赤白肉际。

阳谷：位于手腕尺侧，当尺骨茎突与三角骨之间的凹陷处。

小海：位于肘内侧，当尺骨鹰嘴与肱骨内上髁之间凹陷处。

十、足阳明胃经

1. 经脉循行

足阳明胃经起于鼻翼两侧（迎香穴），上行至鼻根部，进入内角会足太阳膀胱经（睛明穴），向下沿鼻的外侧（承泣、四白），进入上齿龈内，回出环绕口唇，向下交会于颏唇沟内承浆穴（任脉）处，再向后沿着下颌出大迎穴，沿着下颌角（颊车穴），上行耳前，经过上关（足少阳经），沿着前发际至额（头维），到达前额会于（神庭穴）。（见图 4. 1. 19）

分支：（1）面部分支：从大迎穴前方下行到人迎穴，沿喉咙，会大椎，进入缺盆，向下通过横膈，属于胃（会任脉的上脘、中脘），络于脾脏。

（2）缺盆部直行脉：从缺盆下行，经乳头下行，夹脐两旁（沿中线旁开 2 寸），入小腹两侧气冲（又名气街）穴。

（3）胃下口分支：从胃下口幽门处附近分出，沿腹腔深层，下行至气街穴，与来自缺盆的直行脉会合于气冲（气街穴）。再由此斜向下行到大腿前侧（髀关穴）；沿下肢外侧前缘，经过膝盖，沿胫骨外侧前缘下行至足背，进入第二足趾外侧（厉兑穴）。

（4）胫部分支：从膝下 3 寸足三里穴分出，下行进入第三

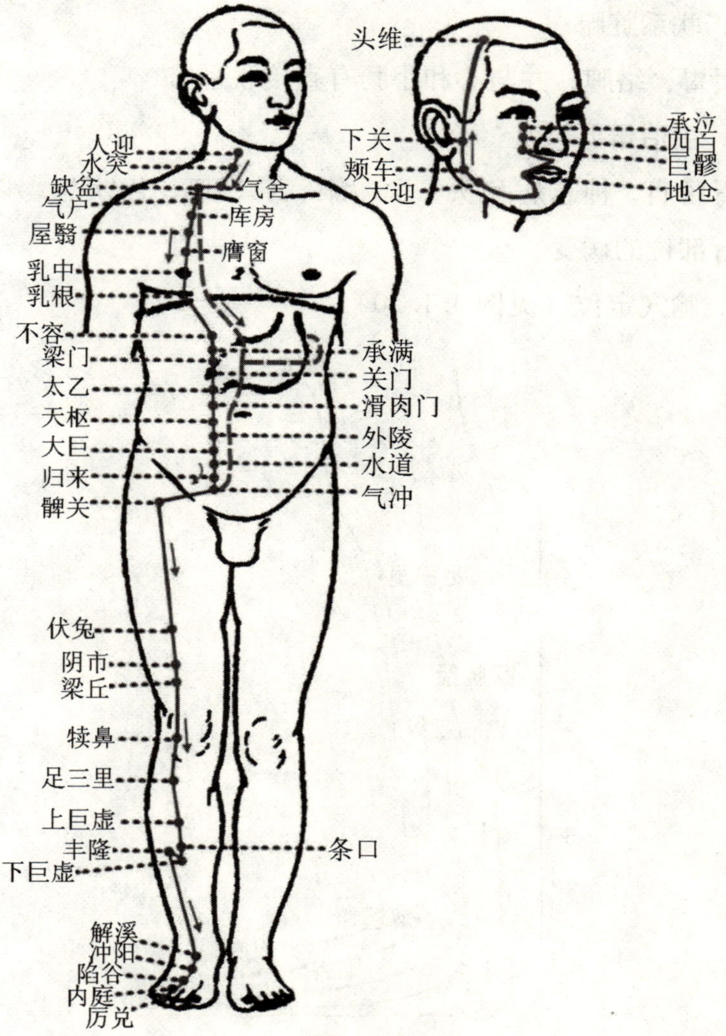

图 4. 1. 19　足阳明胃经循行图

足趾外侧端。

（5）足背分支：从足背（冲阳穴）分出，进入足大趾内侧（隐白穴），与足太阴脾经相接。

2. 联系脏腑

属胃，络脾，并与心和小肠有直接联系。

3. 主治概要

胃肠病、神志病和头、面、眼、鼻、口、齿疾患，以及经脉循行部位的病变。

4. 腧穴定位（见图 4. 1. 20）

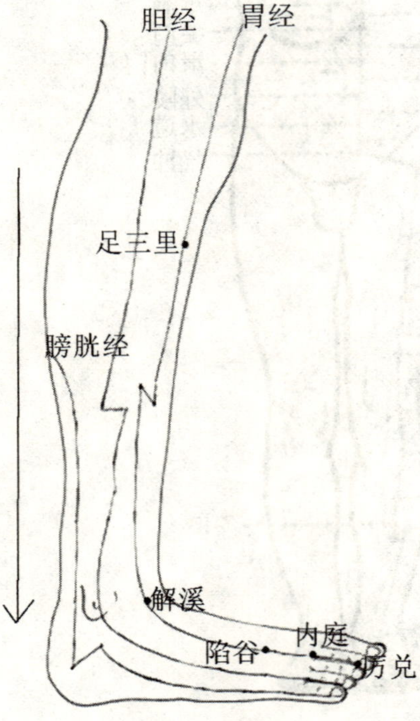

图 4. 1. 20　足阳明胃经五输穴示意图

足三里：位于小腿前外侧，当犊鼻下 3 寸，距胫骨前缘一横指（中指）。

解溪：位于足背与小腿交界处的横纹中央凹陷中，当拇长伸肌腱与趾长伸肌腱之间。

陷谷：位于足背，当第二、三跖骨结合部前方凹陷处。

内庭：位于足背，当第二、三趾间，趾蹼缘后方赤白肉际处。

厉兑：位于足第二趾末节外侧，距趾甲角0.1寸（指寸）。

十一、足少阳胆经

1. 经脉循行

足少阳胆经起于眼外角（瞳子髎穴），向上到达额角部，下行至耳后（完骨穴），外折向上行，经额部至眉上（阳白穴），复返向耳后（风池穴），再沿颈部侧面行于手少阳三焦经之前，至肩上退后，交出于手少阳三焦经之后，向下进入缺盆部。（见图4.1.21）

分支：（1）耳部分支：从耳后（完骨穴）分出，经手少阳的翳风穴进入耳中，过手太阳经的听宫穴，出走耳前，至眼外角的后方。

（2）眼外角分支：从眼外角分出，下行至下颌部足阳明经的大迎穴附近，会合于手少阳经到达目眶下；下行经颊车，由前脉会合于缺盆后，然后向下入胸中，穿过横膈，联络肝脏，属于胆；沿着胁肋内，出于少腹两侧腹股沟动脉部，经过外阴部毛际，横行入髋关节部（环跳）。

（3）缺盆部直行分支：从缺盆分出，向下至腋窝，沿胸侧部，经过季胁，下行至髋关节部（环跳穴）与前脉会合；再向下沿大腿外侧，出膝关节外侧，行于腓骨前面，直下至腓骨下段；再下到外踝的前面，沿足背部，进入足第四趾外侧端（足

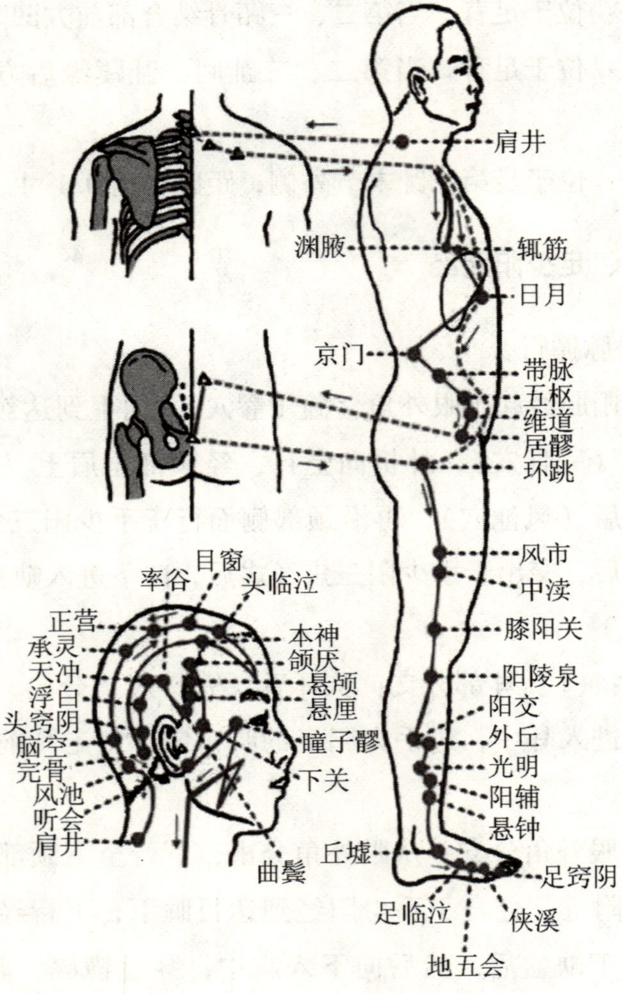

图 4.1.21　足少阳胆经循行图

窍阴穴）。

（4）足背分支：从足背（临泣穴）分出，沿第一、第二趾骨间，出趾端，穿过趾甲，回过来到趾甲后的毫毛部（大敦，属肝经），与足厥阴肝经相接。

2. 联系脏腑

属胆，络肝，与心有联系。

3. 主治概要

侧头、目、耳、咽喉病，神志病，热病以及经脉循行部位的其他病证。如口苦，目眩，疟疾，头痛，颔痛，目外眦痛，缺盆部肿痛，腋下肿，胸、胁、股及下肢外侧痛，足外侧痛，足外侧发热等证。

4. 腧穴定位（见图 4. 1. 22）

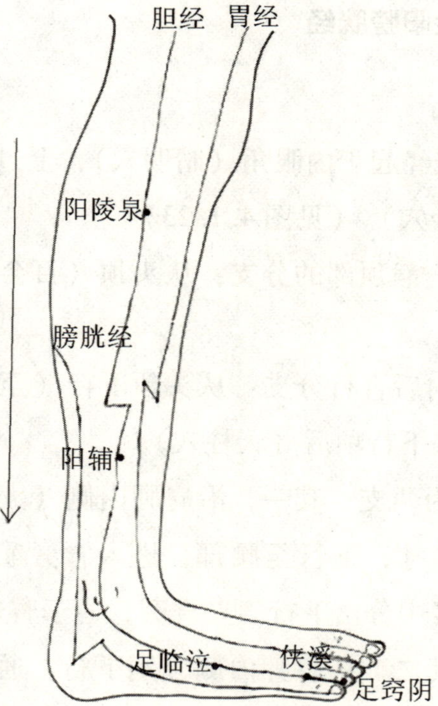

图 4. 1. 22　足少阳胆经五输穴示意图

阳陵泉：位于小腿外侧，当腓骨小头前下方凹陷处。

阳辅：位于小腿外侧，当外踝尖上4寸，腓骨前缘稍前方。

足临泣：位于足背外侧，当足第四趾本节（第四跖趾关节）的后方，小趾伸肌腱的外侧凹陷处。

侠溪：位于足背外侧，当第四、五趾间，趾蹼缘后方赤白肉际处。

足窍阴：位于足第四趾末节外侧，距趾甲角0.1寸（指寸）。

十二、足太阳膀胱经

1. 经脉循行

足太阳膀胱经起于内眼角（睛明穴），上过额部，交于督脉直至巅顶（百会穴）。（见图4.1.23）

分支：（1）巅顶部的分支：从头顶（百会穴）分出至耳上角。

（2）巅顶向后直行分支：从头顶下行（至脑户穴）入颅内络脑，复返出来下行项后（天柱穴）。

（3）下分为两支：其一，沿肩胛内侧（大杼穴），夹脊旁，沿背中线旁1.5寸，下行至腰部，进入脊旁筋肉，络于肾，下属膀胱；再从腰中分出下行，夹脊旁，通于臀部，经大腿后面，进入腘窝中。其二，从肩胛内侧分别下行，通过肩胛，沿背中线旁3寸下行，过臀部，经过髋关节部（环跳穴），沿大腿外侧后边下行，会合于腘窝中，向下通过腓肠肌，经外踝后面（昆仑穴），在足跟部折向前，经足背外侧至足小趾外侧端（至阴

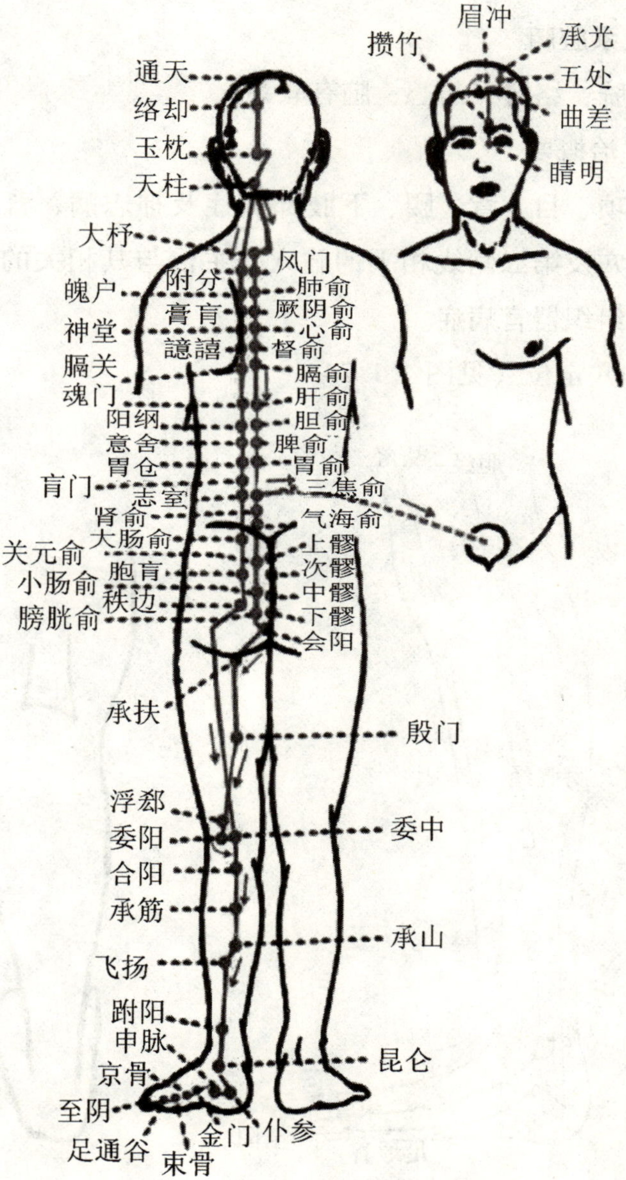

图 4. 1. 23　足太阳膀胱经循行图

穴)，与足少阴肾经相接。

2. 联系脏腑

属膀胱，络肾，与心、脑有联系。

3. 主治概要

头、项、目、背、腰、下肢部病症及神志病，背部第一侧线的背俞穴及第二侧线相平的腧穴，主治与其相关的脏腑病证和有关的组织器官病症。

4. 腧穴定位（见图4.1.24）

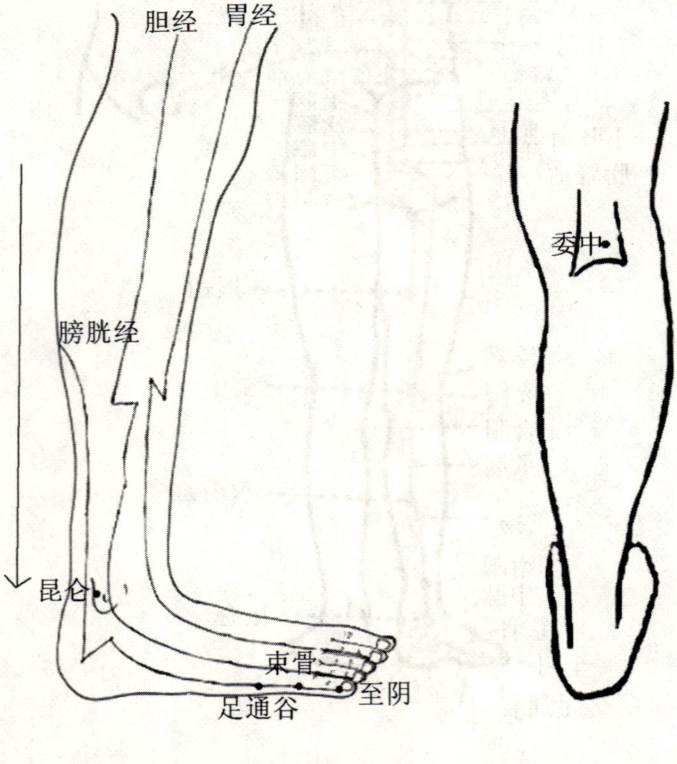

图4.1.24　足太阳膀胱经五输穴示意图

委中：位于腘横纹中点，当股二头肌腱与半腱肌腱的中间。

昆仑：位于足部外踝后方，当外踝尖与跟键之间的凹陷处。

束骨：位于足外侧，足小趾本节（第五跖趾关节）的后方，赤白肉际处。

足通谷：位于足外侧，足小趾本节（第五跖趾关节）的前方，赤白肉际处。

至阴：位于足小趾末节外侧，距趾甲角0.1寸（指寸）。

十三、任脉

1. 经脉循行

起于胞中，下出会阴，向上前行至阴毛部位，沿腹部和胸部正中线直上，经咽喉，至下颌，环绕口唇，沿面颊，分行至目眶下，交于足阳明经。（见图4.1.25）

2. 主治概要

腹、胸、颈、头面的局部病证及相应的内脏器官疾病，少数腧穴有强壮作用或可治疗神志病。如疝气、带下、腹中结块等证。

3. 腧穴定位

见附录二：十二经脉与任督二脉穴位的定位。

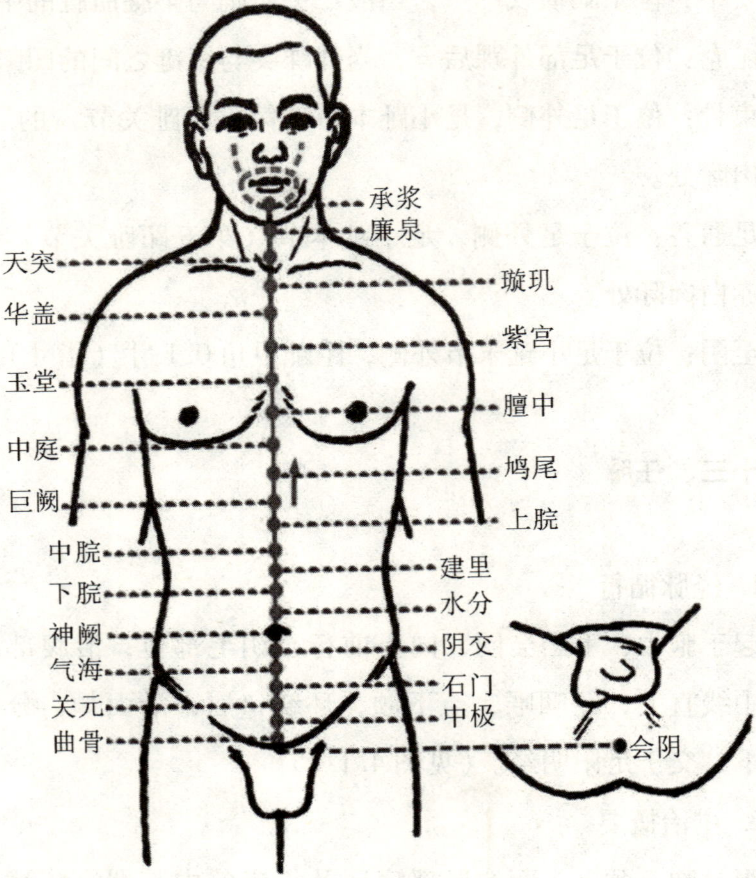

图 4.1.25 任脉循行图

十四、督脉

1. 经脉循行

起于胞中，下出会阴，沿脊柱里边直向上行，至项后风府穴处进入颅内，络脑，并由项沿头部正中线，上行巅顶，沿前额正中，鼻柱正中，至上唇系带处。（见图 4.1.26）

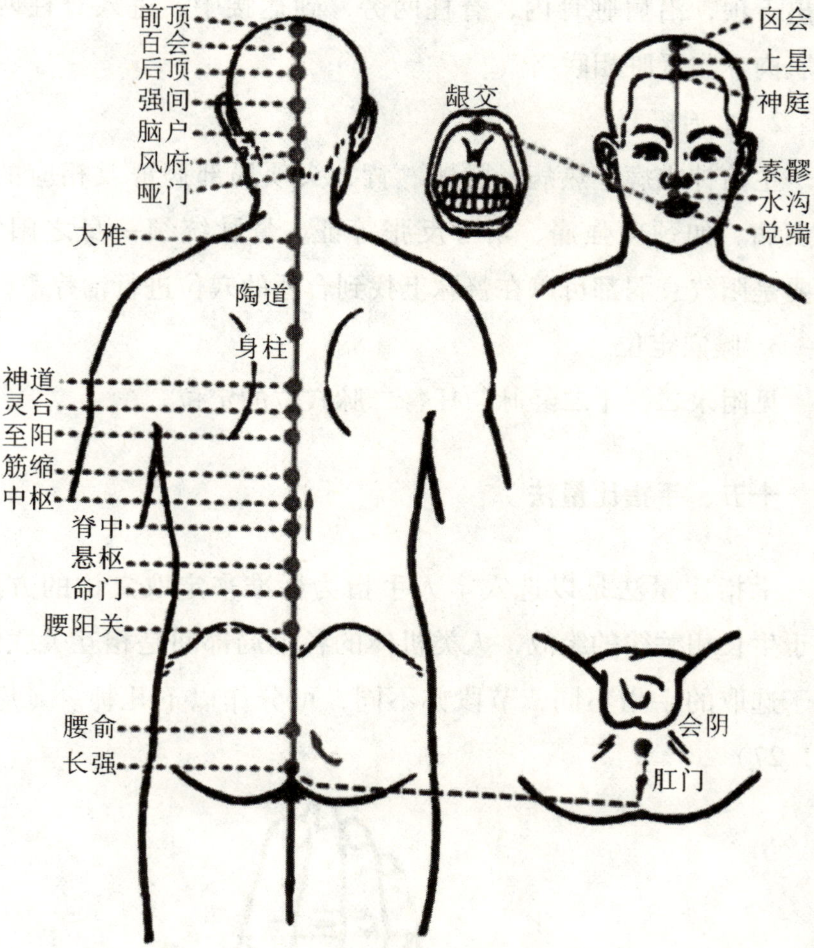

图 4.1.26　督脉循行图

分支：其一，与冲、任二脉同起于胞中，出于会阴部，在尾骨端与足少阴肾经、足太阳膀胱经的脉气会合，贯脊，属肾。其二，从小腹直上贯脐，向上贯心，至咽喉与冲、任二脉相会合，到下颌部，环绕口唇，至两目下中央。其三，与足太阳膀胱经同起于眼内角，上行至前额，于巅顶交会，入络于脑，再别出下项，沿肩胛骨内，脊柱两旁，到达腰中，进入脊柱两侧的肌肉，与肾脏相联络。

2. 主治概要

主治神志病，热病，腰骶、背、头项局部病证及相应的内脏疾病。如颈项强痛、角弓反张等证。督脉统领一身之阳气，只要是阳气衰弱都可以在督脉上找到合适的穴位进行治疗。

3. 腧穴定位

见附录二：十二经脉与任督二脉穴位的定位。

十五、手指比量法

手指比量法是以选穴本人手指为标准来定取穴位的方法。由于生长相关律的缘故，人类机体的各个局部间是相互关联的。由于选取的手指不同，节段亦不同，可分作以下几种。（见图 4. 1. 27）

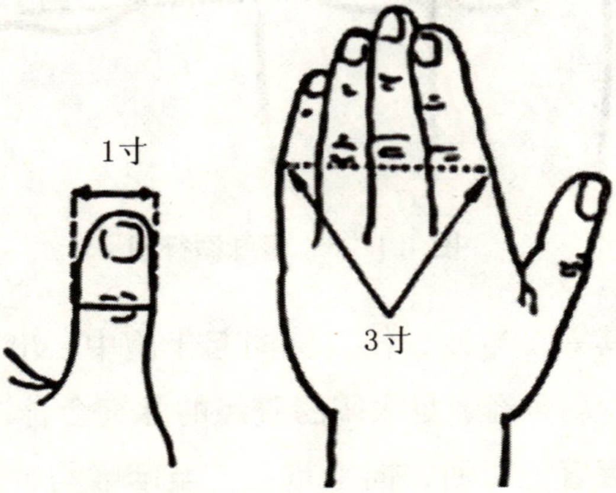

图 4. 1. 27　拇指同身寸法　　横指同身寸法

1. 拇指同身寸法

是以选穴本人拇指指关节的横度作为一寸，亦适用于四肢部的直寸取穴。

2. 横指同身寸法

亦名“一夫法”，是令本人将食指、中指、无名指和小指并拢，以中指中节横纹处为准，四指横量作为3寸。

十六、四肢骨骼说明

为便于四肢五俞穴的认取，特对手臂如小腿的骨骼作如下说明。

手臂骨主要包括桡骨和尺骨，大拇指侧为桡骨，小拇指侧为尺骨。小腿骨主要包括胫骨和腓骨，内侧为胫骨，外侧为尺骨。（见图4.1.28）

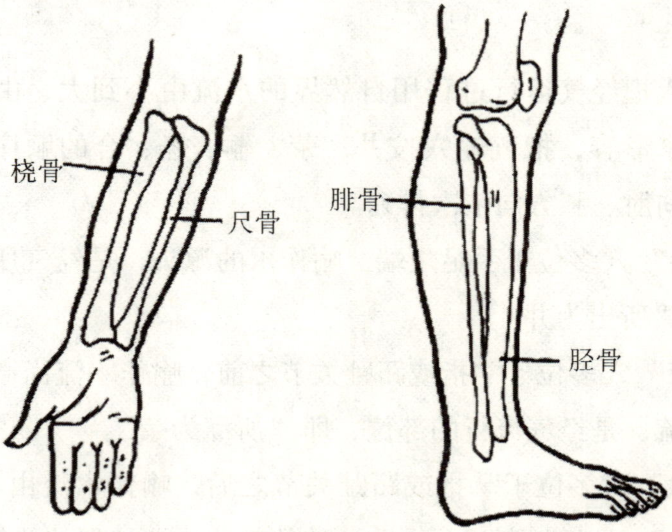

图4.1.28　手臂、小腿骨骼图

第二节　经脉中的特定穴位

特定穴是指十四经穴中具有特殊作用，主治规律性强的穴位。其运用范围广，在实际应用中具有重要的意义。根据其不同的分布特点、含义和治疗作用，分为“五输穴”、“原穴”、“络穴”、“郄穴”、“俞穴”、“八脉交会穴”。

一、五输穴

十二经在肘膝关节以下各有五个重要经穴，分别名为井、荥、输、经、合，合称“五输”。有关记载首见于《灵枢·九针十二原》：“以上下所出为井，所溜为荥，所注为输，所行为经，所入为合”。

古人把经气运行过程用自然界的水流由小到大、由浅入深的变化来形容，把五输穴按井、荥、输、经、合的顺序，从四肢末端向肘、膝方向依次排列。

“井”穴多位于手足之端，喻作水的源头，是经气所出的部位，即“所出为井”。

“荥”穴多位于掌指或跖趾关节之前，喻作水流尚微，萦迂未成大流，是经气流行的部位，即“所溜为荥”。

“输”穴多位于掌指或跖趾关节之后，喻作水流由小而大，由浅注深，是经气渐盛，由此注彼的部位，即“所注为输”。

“经”穴多位于腕踝关节以上，喻作水流变大，畅通无阻，是经气正盛运行经过的部位，即“所行为经”。

“合”穴位于肘膝关节附近，喻作江河水流汇入湖海，是经气由此深入，进而会合于脏腑的部位，即“所入为合”。

五输穴是常用要穴，为古今医家所重视。临床上，井穴可用于治疗神志昏迷，荥穴可用于治疗热病，输穴可用于治疗关节痛，经穴可用于治疗喘咳，合穴可用于治疗六腑病证等，就是《难经·六十八难》所说“井主心下满，荥主身热，输主体重节痛，经主喘咳寒热，合主逆气而泄”的具体应用。

井主“心下满”，井穴主要调理肝的功能。“心下满”是指心窝部痞满，郁闷而言。肝属木，主疏泄，如果肝疏泄不利就会出现目赤肿痛、两胁胀痛、烦躁易怒、口苦等症状，用井穴调理可疏肝理气。

荥主“身热”，荥穴主要是调理心的功能。“身热”是心火亢盛的主要表现之一，可见内眼角充血干痒或刺痛，心烦失眠，口舌生疮，牙龈出血，用荥穴可清心安神，泻热凉血。

输主“体重节痛”，输穴主要是调理脾的功能，“体重节痛”是脾失健运，是水湿阻滞所引起，会出现眼睑下垂，眼睑浮肿，眼结膜发白，腹部胀满，恶心呕吐，肢体浮肿。用输穴有健脾祛湿，舒筋活络，祛风止痛之功效。

经主“喘咳寒热”，经穴主要是调理肺的功能，指肺失宣降所引起的球结膜充血水肿，咽干咽痒，鼻塞不通。用经穴有清肺化痰、理气镇咳之功效。

合主“逆气而泄”，合穴主要调理肾的功能，“逆气”是指气机上逆之病症。因为肾主纳气，如肾不纳气就会出现喘咳；

“泄”是指前后二阴的病变，如遗精，遗尿，大小便失禁等。

十二经脉（六阴、六阳）中五输穴之五行配属，如表4.2.1和表4.2.2所示。

所以我们通过对五输穴的击打，使经络通畅，气血旺盛，可保持整个机体的阴阳平衡，维持正常的生命活动，从而使视力得以提高。

表4.2.1　六阴经五输穴五行配属表

	井（木）	荥（火）	输（土）	经（金）	合（水）
肺（金）	少商	鱼际	太渊	经渠	尺泽
肾（水）	涌泉	然谷	太溪	复溜	阴谷
肝（木）	大敦	行间	太冲	中封	曲泉
心（火）	少冲	少府	神门	灵道	少海
脾（土）	隐白	大都	太白	商丘	阴陵泉
心包（相火）	中冲	劳宫	大陵	间使	曲泽

表4.2.2　六阳经五输穴五行配属表

	井（金）	荥（水）	输（木）	经（火）	合（土）
大肠（金）	商阳	二间	三间	阳溪	曲池
膀胱（水）	至阴	通谷	束骨	昆仑	委中
胆（木）	窍阴	侠溪	足临泣	阳辅	阳陵泉
小肠（火）	少泽	前谷	后溪	阳谷	小海
胃（土）	厉兑	内庭	陷谷	解溪	足三里
三焦（相火）	关冲	液门	中渚	支沟	天井

二、原穴

十二经脉在腕、踝关节附近各有一个重要经穴，是脏腑原气经过和留止的部位，称为“原穴”，又名“十二原”。其分布如表 4. 2. 3 所示。在应用方面，《灵枢·九针十二原》说：“五脏有疾，当取之十二原”。击打原穴能使三焦原气通达，从而发挥其维护正气、抗御病邪的作用，说明原穴具有调整其脏腑经络各虚实证候的功能。

表 4. 2. 3　十二经脉原穴的分布

六阴	原穴	六阳	原穴
足太阴脾经	太白	足阳明胃经	冲阳
足厥阴肝经	太冲	足少阳胆经	丘墟
足少阴肾经	太溪	足太阳膀胱经	京骨
手太阴肺经	太渊	手阳明大肠经	合谷
手厥阴心包经	大陵	手少阳三焦经	阳池
手少阴心经	神门	手太阳小肠经	腕骨

三、络穴

络脉在从经脉分出的部位各有一个腧穴，称为络穴。它具有联络表里两经的作用。十二经的络穴皆位于肘膝关节以下，加上任脉之络穴鸠尾散于腹；督脉之络穴长强位于尾骶部；脾之大络大包穴位于胸胁部，共有十五穴，故称为“十五络穴”。络穴在十二经脉的分布如表 4. 2. 4 所示。

表 4. 2. 4　各经脉络穴的分布

六阴	络穴	六阳	络穴
足太阴脾经	公孙	足阳明胃经	丰隆
足厥阴肝经	蠡沟	足少阳胆经	光明
足少阴肾经	大钟	足太阳膀胱经	飞扬
手太阴肺经	列缺	手阳明大肠经	偏历
手厥阴心包经	内关	手少阳三焦经	外关
手少阴心经	通里	手太阳小肠经	支正

四、郄穴

郄穴是各经经气所深聚的地方，大多分布在四肢肘膝以下。十二经脉各有一个郄穴，阴阳跷脉及阴阳维脉也各有一个郄穴，合而为十六郄穴。郄穴在十二经脉上的分布如表4.2.5所示。

临床上郄穴用于治疗本经循行部位及所属脏腑的急性病证。阴经郄穴多治血证，如孔最治咳血，中都治崩漏等。阳经郄穴多治急性疼痛，如颈项痛取外丘，胃脘疼痛取梁丘等。此外，当某脏腑有病变时，又可按压郄穴进行检查，可作协助诊断之用。

表4.2.5　各经脉郄穴的分布

六阴	郄穴	六阳	郄穴
足太阴脾经	地机	足阳明胃经	梁丘
足厥阴肝经	中都	足少阳胆经	外丘
足少阴肾经	水泉	足太阳膀胱经	金门
手太阴肺经	孔最	手阳明大肠经	温溜
手厥阴心包经	郄门	手少阳三焦经	会宗
手少阴心经	阴郄	手太阳小肠经	养老

五、俞穴

五脏六腑之气输注于腰背部的腧穴，称为背俞穴。属足太阳膀胱经的经穴。背俞穴全部分布于背部足太阳经第一侧线上，即后正中线（督脉）旁开1.5寸处。背俞穴与相应脏腑位置的高低基本一致。俞穴在十二经脉上的分布如表 4. 2. 6 所示。

表 4. 2. 6 各经脉俞穴的分布

六脏	俞穴	六腑	俞穴
肺	肺俞	大肠	大肠俞
肾	肾俞	膀胱	膀胱俞
肝	肝俞	胆	胆俞
心	心俞	小肠	小肠俞
脾	脾俞	胃	胃俞
心包	厥阴俞	三焦	三焦俞

俞穴除治疗相应脏腑病外，还可治疗与该脏腑有相关联系的五官病、肢体病。背俞穴常和募穴配伍，治疗脏腑病。如肺俞、心俞、肾俞、膀胱俞等。脏腑有病时其相应背俞穴往往出现异常反应，如敏感、压痛等；而敲打这些穴位，又能治疗其相应脏腑的病变。

六、八脉交会穴

奇经八脉与十二正经脉气相通的八个腧穴，称为八脉交会穴，均分布在肘膝以下。由于奇经与正经的经气与八穴相会通，所以此八穴既能治奇经病，又能治正经病。如：公孙通冲脉，故公孙既能治足太阴脾经病，又能治冲脉病；内关通阴维脉，故内关既能治手厥阴心包经病，又能治阴维脉病。余同。十二经脉中八脉交会穴的分布如表 4. 2. 7 所示。

表4.2.7 八脉交会穴的分布

十二经脉	腧穴	所通奇经八脉	会合部位
足太阴脾经	公孙	冲脉	胃、心、胸
手厥阴心包经	内关	阴维脉	
手太阴肺经	列缺	任脉	胸、肺、膈、喉咙
足少阴肾经	照海	阴跷脉	
手太阳小肠经	后溪	督脉	目内眦、项、耳、肩胛
足太阳膀胱经	申脉	阳跷	
手少阳三焦经	外关	阳维脉	目外眦、颊、颈、耳后、肩
足少阳胆经	足临泣	带脉	

第五章　眼健康的调理与锻炼

第一节　人体亚健康的经络调理

一、概述

人最宝贵的是生命，生命最可贵的是健康。如今社会人们对“健康”的理解、认识和定义随着人类社会的进步与科学技术的发展，以及人们思维模式的变化而变化。人们对健康的评价不仅仅局限于医学和生物学的范畴，已经扩大到了心理学和社会学的领域。健康也不再仅仅是有没有疾病或体质是否虚弱的概念，而是对人在身体、心理及社会适应能力等多方面综合状态的评价，或可称之为由内而外，身体与精神状态即身心整体健康状态的评价。

“亚健康”这一名词已经成为当今社会人们对于健康状态评估的流行语，世界卫生组织 WHO 则称其为“第三状态”。现代西方医学已经逐步改变了传统医学的单一性“治疗型模式”，而转向采取预防、保健、康复，以及主动参与的调理模式。

其实，按照传统中医的理念，早在数千年前就已建立了这样一个完整的人体与自然的大体系理念。中医对人类生命的认识从来就是从整体出发的。宇宙天地是一个大自然，人体则是一个小自然，故而“天地人合而一体”是中医最基本的医学观。人的精、气、神也就成了人们衡量人体健康状态的一个基本尺度。

中医学讲究养生，称“上医治未病，中医治欲病，下医治已病。”这一理念充分体现出了中医基础学说中的预防理论的基本思想。应该说，中医“治未病”的认识包含了：未病养生，预防在先；欲病前兆，预防未然；初病早治，预防传变；愈后调养，预防复发等多个方面的理念。正是在这一理念的指导下，中医的预防理念使人们对健康和疾病的认识不再是被动的，而是主动的。自古“医武不分家”，更促进了练功、食疗（食养）在中医养生学中独到的方法和理念的形成与完善。这些理念不仅广为世界华人所推崇，更逐渐被西方医学界所接受。从而改变和形成了许多新的治疗、预防和康复模式。中医预防学说和养生学正在更为广泛地影响着全世界，也在逐渐被更多的人们所接受。

面对“亚健康”这种在西医看来是似病非病的状态，在中医看来，此时人的机体阴阳、气血和脏腑功能已经开始出现不平衡，已有了病兆。此时中医的各种调理的方法恰恰能发挥其强有效的作用。其中经络调理是预防养生的基本理念，也是最主要和有效的方法。

二、亚健康的经络调理

在前文中的中医经络学和藏象学理论中，可以了解到人体

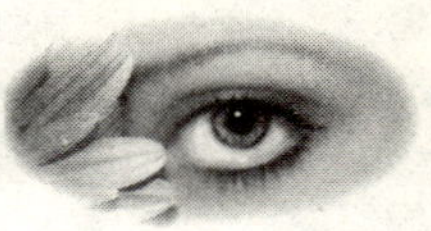

的经络起到“内属（五）脏（六）腑，外络形体，行气血，营阴阳，濡筋骨，利关节”的作用。因此，经络通畅与否是决定人体健康状态的关键。所以对经络进行调理，就可以起到“疏经通络，行气活血；平衡阴阳，补虚泻实；调节脏腑，沟通内外”的作用。

所谓经络调理，基本上可分为被动型和主动型两种类型。其中，被动型就是通过由经络调理师采取各种刺激经络、穴位的方法帮助被调理者疏通经络，促进其内在气血的运行，调节和改善其亚健康状态。主动型的经络调理，则是采用传统功法的锻炼，以及各种相关运动，调动人体内在的潜能，导引促进气血的运行，起到疏经通络的作用，从而有效改善其亚健康状态。

无论主动型还是被动型的经络调理，其基本理念都十分注重气、血、经络的调理和养护。通常，采取两种调理并举的方法，应当是最为有效合理的。内养是十分重要的，尽管主动型的锻炼和调理方法是充分调动人体潜能的最好方法，但是坚持是需要毅力的。借助调理师的调理可以快速有效地调节和改变亚健康的状态，有助于建立自我调理的信心。然而，被中医和习武之人称之为“三宝”的“精、气、神”的保养，则离不开主动型的锻炼和日常生活中的养护。因此，只有两者兼而并举才是中医养生中经络调理的完整体系。

三、经络调理的主要方法

中医经络调理的方法很多，其中主要的方法有以下几种：

1. 针灸法

包括各种针法、灸法、梅花针等多种调理法。由于针灸刺激性较强技术性也较强，通常都较严格地控制于中医治疗机构、诊所范围内使用。每次调理的范围，一般限定在某个局部，取穴通常也在一、二十个之内。现代中医也有借助电子设备，采用类似循经通络治疗仪一类的调理方法。

2. 推拿按摩法

由于推拿按摩的普及，使其成为当前经络调理中的最主流方法。目前，由于该方法的普及，使其已不仅仅局限于医疗诊所，而是进入了新兴起的保健行业，所以按摩师的技术水平良莠不齐，相差甚远。通常，保健行业的按摩师所掌握的经脉穴位也仅限常用的几十个。真正能够掌握，并严格按照经络进行循经推导的机构和技师则更是凤毛麟角。

相对针灸法而言，推拿按摩法每次的调理范围可以比较宽，通常，正规的全身循经推导是对全身进行整体的循经推拿，人体的十四条经脉基本上都可以走到。

3. 捶打式经络调理法（也称经络捶疗调理法）

早在二百多年前的医书《医宗金鉴·外科心法要诀》中就有关于“振梃疗法”的记载，并解释说：“振即振击，梃即木棒”。经络捶疗调理法是以经络学说为指导，在传统针灸、振梃疗法（药棒疗法）、梅花针和推拿点穴等多种技法基础上，经过前人长期总结和不断改进而形成的一种方法，也是一种新兴的传统经络调理方法。

该方法取穴准确，从根本上避免了针灸、梅花针可能潜在

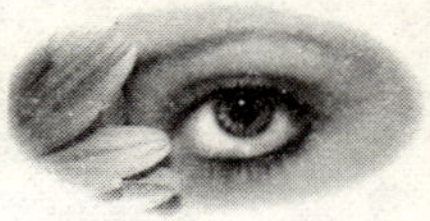

的交叉感染机会，取穴准确、渗透力强。通常，人体十四经脉将全部走到，每次取穴可达300个以上。每次调理对人体穴位的击打达3000次以上。因此，这也是一种正在兴起并且很有疗效的调理方法。

由于通常捶疗应用的穴位基本上在300个左右，故对捶疗师的要求也十分严格。虽然目前该方法尚未纳入医疗管理，但仍需要进行专业的技术培训、考核和认证才能执业。这也是本书重点详细介绍和推荐的方法。

4. 其他调理法

在众多调理法中，广为应用的还有艾灸法、拔火罐、水疗、药浴、刮痧等。

除此以外，更主要的是有多种以传统武术、气功等为基础的各种养生功法，通过锻炼健身可以达到经络调理之目的。

第二节　眼部的经络调理

一、概述

通过前几章内容的介绍，可以对眼睛的基本结构、视觉形成的基本原理以及视觉问题产生的各种原因有初步的了解。同时，从中医学五轮学说的角度，对人体的五脏六腑及全身经络与眼健康之间的密切联系也有了一定的了解。

人体是一个整体，经脉就像人体中的运输管道，沟通着人体的上下内外，使各个不同的脏器发挥协作作用，眼睛也是其中的一部分。

根据眼睛的结构与视觉形成的原理，以及中医学中的经络学说、藏象学说和五轮学说可以了解到眼睛与人体的经脉和脏腑有着密切的联系。例如，肝开窍于目，肝经直通眼睛，这样肝血可以直接滋养我们的眼睛，而肝血又需要心血的补充，肺气的推动，肾气的温煦，脾气的升提。由此可见，只有脏腑气血充足，眼睛得以充分营养，眼睛才能神采奕奕。眼睛的状况是身体状况的外在体现，脏腑气血的充足与经脉的通畅是眼睛健康的基础。

本书介绍的方法主要是通过改善气血在经脉中的运行，疏通经络从而达到补养脏腑的目的，最终濡养眼睛，改善眼部的代谢状态，使眼睛明亮。这种改善脏腑功能的方法就是通过疏通经络从而达到最终目的。“人体的经络调理与自我锻炼”就是在此基础上经过反复的实践与大量的验证得来的。

二、人体的经络调理与眼健康

中医将经络调理称之为“导引法”，也就是导引经脉中的气血运行，最终达到祛疾强身的目的。明朝太医龚廷贤在《寿世保元》一书中，曾有“凡眼诸疾唯此诀（六字诀）能治”的记载，这正是运用导引法调理眼科疾患的记载。

气血在人体中沿着经脉有规律地运行，从而使人体整体的气血代谢稳定在一个平衡的状态，使人体向更健康的方向发展。这种正常的代谢状态就是当今所流行的“人的自我修复（康复）

功能”。而这种自我修复（康复）功能是人体与生俱来的一种能力，只是人们生活过程中种种影响健康的因素防碍了自身的这种功能。比如饮食无节制、劳逸失度、自然界气候的变化给人们造成的影响，情绪的变化过度等等都会直接或间接的影响人体的气血运行。还有直接影响眼睛的一些因素，如看书写字的姿势、光线等，都会影响眼睛局部的气血运行，甚至导致气血运行瘀阻，最终形成各种眼病。前人针对这些原因进行了一系列合理的研究与验证，总结出一套调理气血、锻炼眼部的方法。即通过击打十二正经与任督二脉上的穴位，使气脉畅通，脏腑得以补养，最终外显到眼睛，达到视力康复的目的。

运用捶打式经络调理法改善眼健康，是在大量前人经验积累的基础上，经过长期摸索总结出来的一套方法。经络调理法的具体操作是按照气血运行的方向，因人因病选择相应的经络穴位，用特制的健身锤进行有规律的击打，使瘀阻在经脉中的气血得以畅行，从而调动人体自身的潜力，使精、气、血、津液上升到眼部，滋养双目。《黄帝内经》中说“五脏六腑之精皆上注于目而为之精。”眼部的脉络通畅了，眼睛才能得以滋养，以达到恢复眼健康的效果。

捶打式经络调理法，按气血运行的方向，从足三阴到手三阴，再到手三阳，最后回到足三阳的顺序，将十二正经的穴位基本疏通一遍，使气血得以畅行，起到疏通经络补养脏腑的目的。同时配合头部穴位的循经按摩，使眼睛局部的气血循环更加旺盛。

捶打式经络调理法可分为自我捶打式经络调理和全身捶打

式经络调理两种。

自我捶打式经络调理法是被调理者自行捶打调理的方法。该调理法主要取四肢上的穴位进行击打，因为四肢上的穴位取穴方便，运用安全。该方法运用起来灵活方便，比较容易掌握。同时，四肢上的穴位选取也是按照五输穴的配伍进行取穴。在中医学中，五输穴自成一个体系。按照五行的配伍关系进行取穴捶打，可以对全身的气血起到调理作用，进而达到疏通经络补养脏腑的目的。

全身捶打式经络调理法，则主要是由专业捶疗调理师经过专业培训掌握的一项专门的经络调理技术。一般由两到三位经络捶疗调理师同时对被调理者进行捶疗调理。因为，十二正经上的穴位是对称的，左右两侧的经络同时疏通，同时配合头部穴位的点穴按摩，最后还要对任督二脉进行击打疏通。这种整体疏通经络的方法可以使身体整体得到更加理想的调理效果。全身捶打式经络调理法的掌握，首先需要对全身经络穴位十分熟练，因为在捶打过程中不仅要击打四肢上的穴位，还要配合胸腹部穴位的调理，胸腹部一些穴位在捶打过程中的力度、方法都有较严格的要求。初学者需要在专业老师的指导之下才可以学习。

捶打式经络调理法主要具有以下特点：

1. 作用深透

在传统医学中有许多调理眼睛疾患的方法，如针灸治疗近视、贴耳针治疗眼病，然而往往效果不持久，其原因是很难坚持长时间的调理。此外，针灸要刺破皮肤，或多或少的给患者

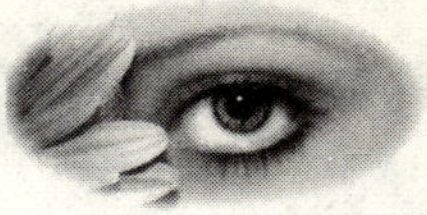

一种畏惧心理，而贴耳针也只是单纯局部的调理，很难深及脏腑。由于捶打式经络调理法是在针灸学和药棒疗法的基础上演变发展而来的，所以保持了针灸所具有的作用深透的特点。

2. 针对性强

可以根据不同人体质的不同，在调整机体的过程中所选取的穴位也不相同。这样在捶打式经络调理的过程中，可以侧重地疏通某一条或几条经络，进行具有针对性的调理。

3. 操作简单安全，效果明显

捶打式经络调理主要是根据经络学中五输穴的配伍关系而进行选穴的，基本上选取的都是既常用，又容易找到的穴位。同时，在捶打时橡皮锤所击打的穴位点是有一定范围的，只要波及到穴位都会有效果。重点击打的五输穴都是四肢上的穴位，这些穴位相对都比较安全，所以这种经络调理法不会产生副作用。

三、眼健康的自我调理

眼睛疾患的形成是从日常的用眼不当慢慢累积起来的，这也提醒人们眼睛的健康需要一个长时间的护理与锻炼，尽可能的减少视疲劳的产生。视疲劳的产生是眼睛产生气血运行瘀阻而引发的，诸多眼疾均会有眼疲劳的表现。如果把一天的生活按等份分开的话，有三分之一的时间是在休息，而剩下的三分之二时间几乎都在使用眼睛，其中近距离阅读、工作的时间亦占很大比例，如此连续用眼，势必会产生视疲劳。每天 20 分钟的经络调理怎能完全放松使用十多个小时的眼睛呢？如前文所述，只有气血在人体中时刻保持通畅的状态，人体自身才能充分发挥自我修复的能力，也只有在保障眼睛时刻放松，眼部的气血运行保持充分的舒畅，眼部健康才能得以最好的恢复。

眼健康的自我调理性锻炼是调理气血使其正常运行，从而使眼睛保持放松状态的一种方法。自我锻炼调理的每一种方法，都是针对于眼睛某一类的缺陷进行调理锻炼的。这些方法彼此之间相互加强相互补充，可以从整体上提高视力。其次，这些方法简便易学，运用灵活，掌握了这种方法之后，无论在任何时间，任何地点，只要能抽出 4 到 5 分钟时间，就可以随时对眼睛进行一遍调理，使眼睛放松，使眼部的血液循环得到改善。这也是自我锻炼方法适应性广的一个原因。

眼健康自我锻炼调理法的目的就是改善眼部的气血代谢情况。针对于这一目的，所采用的方法以疏通与眼睛相关的经脉和补养与眼睛密切相关的脏腑为主。本书将具体介绍两类眼健康的自我调理方法。

第一类方法，主要属于各种单一动作的简单锻炼方法。例如运眼法，通过眼球合理的运动以及对相关肌群的锻炼可以调动体内的气血上注于眼睛，同时可以放松眼部周围的肌肉，很好地达到缓解视疲劳的作用；再如双掌按摩法，通过手掌与眼睛的协作运动，使眼睛得到最充足的休息，可以使眼睛的自我修复功能达到最佳，使眼睛达到最放松舒适的状态。如此，长时间的对眼睛的放松和锻炼，使视力达到最佳状态。这类方法的特点是简单，随时随地可以锻炼。

第二类方法，主要是经过精心的编排，针对眼睛的问题进行系统锻炼的方法。如“眼保健法”可以使颈部和眼周围的肌肉得以放松，如此可以使身体中的气血非常通畅的输送到眼睛。六字决养生保健法，通过改善个人脏腑的生理功能，使人体整体气血充足，代谢平衡。如第一节“嘘”字功可以补养肝血，肝血可以直接上注于眼睛来营养眼睛；第二节“呵”字功可使心血平和，从而使整体的气血充足；第五节“吹”字功可以使肾精充足，从而推动各脏腑的功能得以提高，进而为眼睛提供一个良好的生理环境。通过这些方法促使眼部气血代谢加强，使视力问题得以逐步的改善。

总体说来，在实践经络调理法的过程中，针对不同的人群，可以选择合适的调理方法进行调理。目前有许多人已经从中受益，只要坚持实践练习，都会收到理想的效果。

第六章　捶打式经络调理法

捶打式经络调理法是在中医经络学和针灸学等学科的基础上经过长期的实践总结出来的一套经络调理方法，它是运用特制的健身锤按照人体经络及气血运行的方向，对全身经脉上的穴位进行有规律的敲打，以疏通经络，调和气血，提高脏腑功能，从而有效地改善视力。当视力恢复正常或得到改善后，只要坚持认真自我锻炼和经络调理，可使效果得到巩固，眼病就不易复发了。

捶打式经络调理包括全身捶打式经络调理法和自我捶打式经络调理。

第一节　全身捶打式经络调理法

一、捶打式经络调理法的原理

《黄帝内经》载："五脏六腑之精气皆上注于目而为之精……目者，五脏六腑之精也。"经络通畅了，精、气、血、津液等精微物质就能顺畅地输运到眼睛。"目得血而视"，视力自然就提高了。眼与五脏是靠经络连接贯通的，经络又是邪气内外传注的通道，若经络不通，五脏六腑的精气不能上输到眼睛，眼睛得不到濡养，即可表现为视力下降等症状。

捶打式经络调理可以增强眼睛内在的调节能力，使身体整体状态保持长时间的气血通畅，从而让眼睛慢慢得到恢复。

二、基本穴位的选取

基本穴位指的是全身捶打式经络调理法在调理的过程中要达到对全身经络进行全面调理和疏通的效果，而选取的穴位。这些穴位是以任督二脉和十二正经为基础的。

全身经络调理法先采用俯卧体位，敲打督脉和膀胱经的穴位；然后采用仰卧体位，对十二经脉的其他穴位和任脉的穴位进行敲打，各种眼病的头部选穴和俯卧体位的选穴基本不变。

1. 俯卧体位的选穴

俯卧体位的捶疗示意如图 6. 1. 1 所示。

要求被调理者平俯卧在诊断床上，双手重叠垫在额头下面。

督脉：长强、腰俞、腰阳关、命门、悬枢、脊中、中枢、筋缩、至阳、灵台、神道、身柱、陶道、大椎。

足太阳膀胱经：肺俞、厥阴俞、心俞、督俞、膈俞、肝俞、胆俞、脾俞、胃俞、三焦俞、肾俞、气海俞、大肠俞、关元俞、小肠俞、膀胱俞、中膂俞、白环俞、秩边、承扶、殷门、委中、委阳、承山、飞扬、跗阳、昆仑。

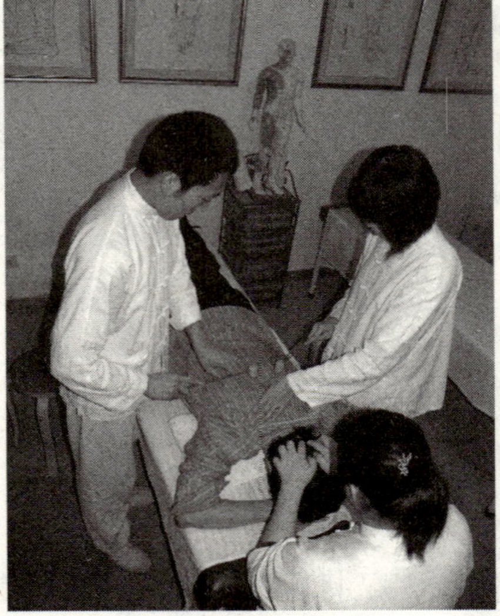

图6.1.1 俯卧体位捶疗示意图

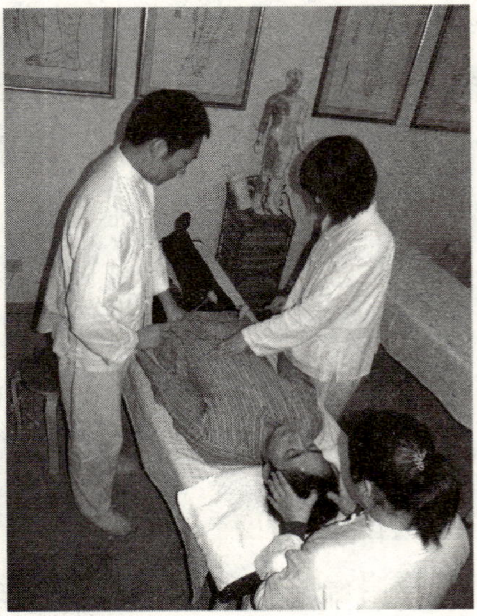

图6.1.2 仰卧体位捶疗示意图

2. 仰卧体位的选穴

仰卧体位的捶疗示意如图6.1.2所示。

要求被调理者平躺在诊断床上，全身放松，双手自然放于体侧。

足三阴：隐白、大敦、大都、太白、太冲、太溪、复溜、三阴交、阴陵泉、阴谷、曲泉、大赫、气穴、四满、中注、肓俞、商曲、阴都、步廊、神封、灵墟、神藏、彧中、俞府、章门、期门、腹舍、大横、腹哀、大包。

手三阴：中府、少海、曲泽、孔最、内关、列缺、太渊、鱼际、劳宫、少府、少商、中冲、少冲。

手三阳：少泽、关冲、商阳、前谷、液门、中渚、后溪、阳谷、合谷、阳溪、阳池、外关、偏历、温溜、曲池、肘髎、手五里、臂臑、肩髃。

足三阳：气户、库房、屋翳、膺窗、乳根、日月、阳陵泉、足三里、光明、悬钟、解溪、丘墟、京骨、冲阳、足通谷、侠溪、至阴、足窍阴。

任脉：中极、关元、气海、下脘、中脘、上脘、膻中、天突。

3. 头部的选穴

（1）俯卧体位头部的选穴：

督脉：哑门、风府、脑户、强间、后顶、百会。

膀胱经：玉枕、天柱。

胆经：脑空、风池。

（2）仰卧体位头部的选穴：

大肠经：迎香。

胃经：承泣、四白、巨髎、头维。

小肠经：颧髎、听宫。

膀胱经：睛明、攒竹、眉冲、曲差、五处、承光、通天、络却。

三焦经：耳门、丝竹空。

胆经：瞳子髎、听会、颔厌、悬颅、悬厘、曲鬓、率谷、天冲、浮白、头窍阴、完骨、阳白、头临泣、目窗、正营、承灵。

督脉：百会、前顶、囟会、上星、神庭。

任脉：承浆。

三、全身捶打式经络调理法的基本流程

（说明：捶打经络与头部按摩可同时进行，捶疗师在操作时分主捶疗师和副捶疗师，副捶疗师跟随并配合主捶疗师。）

1. 捶打经络流程

（1）俯卧体位：主捶疗师首先要捶打督脉，从长强穴向上捶到大椎穴，然后两名捶疗师同时捶打膀胱经，从肺俞穴到昆仑穴。

（2）仰卧体位：两名捶疗师同时捶打足三阴经，从隐白穴到大包穴→手三阴经，从中府穴到少冲穴→手三阳经，从少泽穴到肩髃穴→足三阳经，从气户穴到足窍阴穴→任脉，中极穴到天突穴。

2. 头部按摩流程

（1）俯卧体位：头部按摩师点按督脉，从哑门穴到百会穴→膀胱经的玉枕穴、天柱穴→胆经的脑空穴、风池穴。

（2）仰卧体位：头部按摩师点按大肠经的迎香穴→胃经，从承泣穴到头维穴→小肠经的颧髎穴、听宫穴→膀胱经，从睛明穴到络却穴→三焦经的耳门穴、丝竹空穴→胆经，从瞳子髎穴到承灵穴→督脉，从百会穴到神庭穴→任脉的承浆穴。

四、捶打式经络调理法的要领

1. 握锤方法

手握锤柄，食指放在锤杆上，以达到固定效果，保证捶打穴位的准确度。不宜握得太近或太远，也不宜五指都握在锤柄

上。（如图 6.1.3 所示）

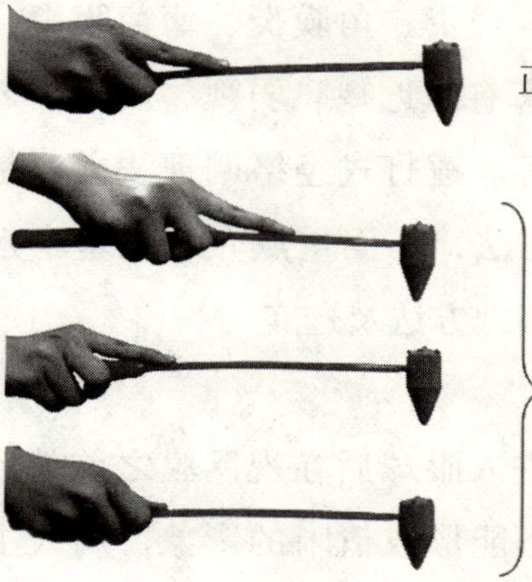

图 6.1.3　握锤手法示意图

2. 捶打的力度与速度

轻轻抖动腕部，用锤尖垂直地敲打在指定的穴位上，以保证捶打穴位的准确性和渗透力。捶打时按照一重三轻的节奏进行，力度以不使皮肤出现红肿或淤血为宜，速度每分钟约 120 次。

3. 捶打的虚实补泻

需补时要轻而快，需泻时要慢而重，平补平泻时敲打穴位的速度和力度适当。

4. 捶打注意事项

敲打穴位时要集中精神，避免外界的干扰。

五、常见眼病及辨证选穴

眼病有很多种，如屈光不正、弱视、老花眼、糖尿病眼病、玻璃体混浊、白内障、青光眼、黄斑疾病、视网膜色素变性、视网膜血管病、视神经炎、角膜炎、葡萄膜炎、虹膜睫状体炎等。最为常见的眼病有：近视、弱视、散光、老花眼、糖尿病眼病、玻璃体混浊等。捶打式经络调理法主要是针对非炎症性的眼科疾病的治疗方法，下面重点介绍在基本穴位的基础上针对各种常见眼病的调理方法及选穴。

1. 近视

近视是平行光进入眼球后在视网膜之前就已形成焦点，外界物体在视网膜上不能形成清晰的影象，病人主观感觉看远物模糊看近物比较清楚，日常生活和工作中往往需要利用凹透镜矫正视力。

中医认为引起近视的原因有两种，一是用眼过度，久视伤血，血伤气损，以致不能视远物；二是肝肾两虚，禀赋不足，神光衰弱。

（1）气血不足型：伴有神疲乏力，选穴以补血益气为主。

俯卧体位：见基本穴位的选取。

仰卧体位：添加脾经的公孙（太冲与太溪之间）、血海（曲泉与大赫之间）；心经的阴郄（列缺与太渊之间）。

头部选穴：见基本穴位的选取。

（2）肝肾两虚型：伴有耳鸣耳聋、腰膝酸软，选穴以滋补肝肾为主。

俯卧体位：见基本穴位的选取。

仰卧体位：添加肾经的水泉、照海（太溪与复溜之间）；肝经的蠡沟、中都（三阴交与阴陵泉之间）；脾经的地机（三阴交与阴陵泉之间）、血海（曲泉与大赫之间）。

重点敲打：足三里、气海。

头部选穴：见基本穴位的选取。

2. 弱视

弱视是西医学的病名，多指视觉发育期间，由于各种原因促使各种视觉细胞的有效刺激不足，从而造成单眼或双眼矫正视力低于同龄正常儿童，检查黄斑中心凹无明显异常改变。

弱视分为斜视性弱视、屈光残差性弱视、屈光不正性弱视、形觉剥夺性弱视及其他类型弱视五大类。

中医认为引起弱视的原因有两种，一是先天禀赋不足，目中真精亏少；二是小儿喂养不当，日久则脾胃虚弱，气血生化不足，致目失所养。

（1）禀赋不足型：伴有小儿夜惊遗尿，选穴以补益肝肾，滋阴养血为主。

俯卧体位：见基本穴位的选取。

仰卧体位：添加肾经的筑宾（三阴交与阴陵泉之间）；肝经的中都（筑宾与阴陵泉之间）。

重点敲打：太溪、复溜、阴谷。

头部选穴：见基本穴位的选取。

（2）脾胃虚弱型：伴有小儿偏食消瘦，选穴以补气健脾、渗湿和胃为主。

俯卧体位：见基本穴位的选取。

仰卧体位：添加脾经的公孙（太冲与太溪之间）；小肠经的支正（温溜与曲池之间）；胃经的上巨虚、下巨虚（足三里与光明之间）。

着重敲打：三阴交、足三里。

头部选穴：见基本穴位的选取。

3. 散光

散光也是属于屈光不正，与角膜的弧度有关。人类的眼睛并不是完美的，有些人眼睛的角度在某一区域的弧度较弯，而另一些角度区域比较扁平。

俯卧体位：见基本穴位的选取。

仰卧体位：添加肾经的水泉（太溪与复溜之间）、交信（复溜与三阴交之间）、筑宾（三阴交与阴陵泉之间）、蠡沟、中都（筑宾与阴陵泉之间）。

重点敲打：交信、蠡沟、中都。

头部选穴：见基本穴位的选取。

4. 视疲劳

视疲劳是指久视后出现眼胀、头痛、头晕、眼眶胀痛等自觉症状，以及眼部或全身器质性因素与精神因素相互交织的综合症。

中医认为引起视疲劳的原因有两种，一是久视劳心伤神，耗损气血，目中经络涩滞所致；二是肝肾精血亏损不足，筋失所养，调节失常。

（1）气血亏虚型：伴有心悸健忘疲乏，选穴以补养气血，养心安神为主。

俯卧体位：见基本穴位的选取。

仰卧体位：添加脾经的地机（三阴交与阴陵泉之间）、血海

（曲泉与大赫之间）；心包经的郄门、间使（孔最与内关之间），心经的通里、阴郄（列缺与太渊之间）。

重点敲打：三阴交、血海、足三里。

头部选穴：见基本穴位的选取。

（2）肝肾不足型：伴有头晕耳鸣，腰膝酸软，选穴以滋养肝肾，益精明目为主。

俯卧体位：见基本穴位的选取。

仰卧体位：添加肝经的中封（太冲与太溪之间）、蠡沟、中都（三阴交与阴陵泉之间）；肾经的水泉（太溪与复溜之间）。

重点敲打：太溪、水泉、中都。

头部选穴：见基本穴位的选取。

5. 老花眼

老花眼是老年人特有的现象，是因为随着年龄增长，晶状体逐渐变坚实和硬化，失去了易于塑造的特征，调节力逐渐减弱，静态调节衰竭的表现。主要症状是看远清楚看近不清，将目标远移即感清楚。大约发生在40～45岁以后，与年龄体质、性别、工作性质及屈光状态有关。

俯卧体位：见基本穴位的选取。

仰卧体位：添加肾经的水泉（太溪与复溜之间）、交信（复溜与三阴交之间）、筑宾（三阴交与阴陵泉之间）；脾经的血海（曲泉与大赫之间）。

重点敲打：太溪、复溜、足三里、血海。

头部选穴：见基本穴位的选取。

6. 玻璃体混浊

玻璃体混浊是指玻璃体内透明的凝胶体出现不透明体，即混浊，眼外观正常，但自觉眼前有蚊蝇虫丝或云雾样漂浮物的眼病。很多眼病均可引起玻璃体混浊。

中医认为引起玻璃体混浊的原因有三种，一是肝肾亏损，气血亏虚，目窍失养；二是痰湿内蕴，郁久化热，湿热浊气上犯于目；三是气滞血瘀，血溢络外，滞于玻璃体。

（1）肝肾亏损型：伴有耳鸣腰酸，选穴以补益肝肾为主。

俯卧体位：见基本穴位的选取。

仰卧体位：添加肾经的水泉（太溪与复溜之间）、交信（复溜与三阴交之间）；肝经的中都（三阴交与阴陵泉之间）。

重点敲打：太冲、太溪、水泉、中都、阴谷、曲泉。

头部选穴：见基本穴位的选取。

（2）痰湿内蕴型：伴有胸部满闷疲劳，选穴以宣化畅中，清热除湿为主。

俯卧体位：见基本穴位的选取。

仰卧体位：添加胃经的上巨虚、下巨虚、丰隆（足三里与光明之间）。

头部选穴：见基本穴位的选取。

（3）气滞血瘀型：伴有胸胁胀痛，选穴以行气活血为主。

俯卧体位：见基本穴位的选取。

仰卧体位：添加肝经的行间（大敦与大都之间）、中封（太冲与太溪之间）、蠡沟、中都（三阴交与阴陵泉之间）；脾经的血海、箕门（曲泉与大赫之间）。

重点敲打：大敦、行间、太冲、中封、三阴交、中都、血海。

头部选穴：见基本穴位的选取。

7. 糖尿病眼病

糖尿病眼病是指由糖尿病引起的眼部病变。其中糖尿病视网膜病变，即通常说的“糖网”，是糖尿病最严重的并发症之一。

中医认为引起糖尿病眼病的原因有四种：一是病久伤阴或素体阴虚，虚火内生，火性炎上，灼伤目中血络，血溢络外；二是气阴两亏，目失所养，或因虚致瘀，血络不畅而成内障；三是饮食不节，脾胃受损，或情志伤肝，肝郁犯脾，致脾虚失运，痰湿内生，上犯于目；四是禀赋不足，脏腑柔弱，或劳伤过度，耗伤肾精，脾肾两虚，目失濡养。

（1）阴虚燥热型：伴有消谷善饥，选穴以滋阴润燥，凉血化瘀为主。

俯卧体位：见基本穴位的选取。

仰卧体位：添加肾经的水泉（太溪与复溜之间）；脾经的漏谷、地机（三阴交与阴陵泉之间）、血海（曲泉与大赫之间）；心经的阴郄（列缺与太渊之间）。

重点敲打：大都、太溪、三阴交、漏谷、地机、血海、内庭。

头部选穴：见基本穴位的选取。

（2）气阴两虚型：伴神疲乏力，五心烦热，选穴以益气养阴为主。

俯卧体位：见基本穴位的选取。

仰卧体位：肾经的水泉（太溪与复溜之间）；心经的阴郄（列缺与太渊之间）。

着重敲打：阴谷、足三里、关元、气海。

头部选穴：见基本穴位的选取。

（3）脾肾两虚型：伴有虚胖，头晕肢冷，选穴以温阳益气，利水消肿为主。

俯卧体位：见基本穴位的选取。

仰卧体位：添加脾经的公孙（太冲与太溪之间）、漏谷（三阴交与阴陵泉之间）；胃经的丰隆（足三里与光明之间）。

着重敲打：大都、太白、太溪、复溜、三阴交、阴陵泉、阴谷。

头部选穴：见基本穴位的选取。

（4）瘀血内阻型：伴有肢体麻木，选穴以化瘀通络为主。

俯卧体位：见基本穴位的选取。

仰卧体位：添加脾经的漏谷（三阴交与阴陵泉之间）、血海、箕门（曲泉与大赫之间）；心经的阴郄（列缺与太渊之间）；三焦经的会宗（偏历与温溜之间）。

重点敲打：隐白、大敦、三阴交、地机、血海

头部选穴：见基本穴位的选取。

8. 老年性白内障

老年性白内障是指晶状体本身逐渐混浊而全身和局部未能查出明确原因，一般在45岁左右老年性白内障多为双眼发病，早期无症状不痛不痒，但视力逐渐下降。

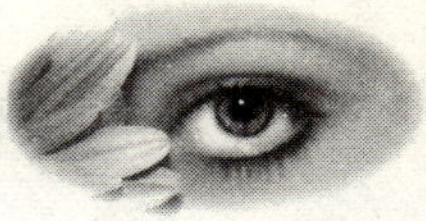

中医认为引起这种白内障的原因有三种，一是肝热上扰，晶状体逐渐混浊；二是年老体弱，肝肾不足，精血亏损，晶状体失养而混浊；三是年老脾虚气弱，运化失健，精微输布不足，晶状体失养而混浊；或水湿内生，上犯晶状体。

（1）肝火上扰型：伴有头痛口苦，选穴以清热平肝，明目退障。

俯卧体位：见基本穴位的选取。

仰卧体位：添加肝经的行间（大敦与大都之间）、中封（太冲与太溪之间）、阳辅（足三里与光明之间）。

重点敲打：行间、中封、阳辅、侠溪、足窍阴。

头部选穴：见基本穴位的选取。

（2）肝肾不足型：伴有耳鸣健忘，选穴以补益肝肾，清热明目为主。

俯卧体位：见基本穴位的选取。

仰卧体位：添加肾经的水泉（太溪与复溜之间）；肝经的中封（太冲与太溪之间）；脾经的血海（曲泉与大赫之间）。

头部选穴：见基本穴位的选取。

9. 青光眼

青光眼是一组以视神经萎缩和视野缺损为共同特征的眼病，表现为眼压间断或持续性升高、视野缩小、视力下降等。该病分为开角型青光眼和闭角型青光眼。捶打式经络调理主要针对开角型青光眼。

（1）开角型青光眼：无任何感觉，发展缓慢。所以不能忽视，至晚期则难以调理。发病原因由眼内房水的产生与排泄不相平衡，以致眼压升高而引起。

(2) 闭角型青光眼：早期症状为眼部轻微出血，角膜轻度水肿，瞳孔稍为散大，眼压偏高，眼痛头痛视物模糊，有虹视现象，随病情发展症状加重。

中医认为引起青光眼的原因有三种，一是先天禀赋不足，命门火衰，不能温运脾阳，水谷不化精微，水湿生痰，痰湿流窜目络，房水运行不畅，而滞留于目；二是肝郁气滞，气郁化火，致目络不利，房水阻滞；三是久病肝肾亏虚，目窍失养，房水阻滞。

(1) 肝郁气滞型：伴有胁肋胀痛，选穴以疏肝解郁为主。

俯卧体位：见基本穴位的选取。

仰卧体位：添加肾经的涌泉（隐白之前）；肝经的行间（大敦与大都之间）、中封（太冲与太溪之间）；脾经的血海（曲泉与大赫之间）；心包经的大陵（太渊与神门之间）；心经的神门（大陵与鱼际之间）；胆经的阳辅（足三里与光明之间）、束骨（冲阳与足通谷之间）、厉兑（足窍阴之后）。

重点敲打：行间、太冲、中封、血海、阳辅、束骨。

头部选穴：见基本穴位的选取。

(2) 肝肾亏虚型：伴有心烦，手足心潮热，选穴以补益肝肾为主。

俯卧体位：见基本穴位的选取。

仰卧体位：添加肾经的肾经的涌泉（隐白之前）、水泉（太溪与复溜之间）；肝经的行间（大敦与大都之间）、中封（太冲与太溪之间）；脾经的血海（曲泉与大赫之间）；心包经的大陵

（太渊与神门之间）；心经的神门（大陵与鱼际之间）；胆经的阳辅（足三里与光明之间）、束骨（冲阳与足通谷之间）、厉兑（足窍阴之后）。

重点敲打：太冲、太溪、水泉。

头部选穴：见基本穴位的选取。

10. 黄斑变性

黄斑变性这里主要指年龄相关性黄斑变性，即老年黄斑变性，是黄斑变性的一种，为老年人常见眼病，是一种退行性病变。表现为视物昏蒙，视物变形，随年龄增长逐渐加重，视力进行性下降，甚至失明的眼病。

中医认为引起近视的原因有三种，一是饮食不节，脾失健运，不能运化水湿，聚湿生痰，浊气上犯，或脾气虚弱，气虚血瘀，视物昏蒙；二是老年人肝肾亏虚，精血不足，目失濡养或阴虚火旺，灼耗津液；三是劳思竭视，耗伤心血，或素体气血不足，以致目昏不明。

（1）瘀血阻络型：伴有头痛失眠者，选穴以活血化瘀，行气消滞为主。

俯卧体位：见基本穴位的选取。

仰卧体位：添加肝经的中封（太冲与太溪之间）；脾经的漏谷（三阴交与阴陵泉之间）、血海、箕门（曲泉与大赫之间）；心经的阴郄（列缺与太渊之间）。

头部选穴：见基本穴位的选取。

重点敲打：三阴交、漏谷、血海、阴郄。

（2）肝肾阴虚型：伴有心烦，手足心潮热，选穴以滋养肝肾为主。

俯卧体位：见基本穴位的选取。

仰卧体位：添加肾经的水泉（太溪与复溜之间）；肝经的中封（太冲与太溪之间）；心包经的郄门（孔最与内关之间）；心经的阴郄、神门（列缺与太渊之间）。

头部选穴：见基本穴位的选取。

重点敲打：太溪、太冲、水泉、中都。

11. 视网膜色素变性

视网膜色素变性是一种遗传性进行性眼病，主要症状为夜盲，暗处视物看不清，暗适应较差，视野缩小，后期可见管状视野甚至消失。

中医认为引起该病的原因有三种，一是禀赋不足，命门火衰，阳虚无以抗阴，目失温煦所致；二是素体真阴不足，阴虚不能济阳，阴精亏损，阳气不能为用所致；三是脾胃虚弱，气血不足，养目之源匮乏，目不能视。

（1）肾阳不足型：伴有腰膝酸软，选穴以温补肾阳为主。

俯卧体位：见基本穴位的选取。

仰卧体位：添加肾经的照海（太溪与复溜之间）、筑宾（三阴交与阴陵泉之间）。

头部选穴：见基本穴位的选取。

重点敲打：太溪、阴谷、足三里、中极、关元、气海

（2）肝肾阴虚型：伴有头晕耳鸣选穴以滋补肝肾为主。

俯卧体位：见基本穴位的选取。

仰卧体位：添加肾经的水泉（太溪与复溜之间）；肝经的中

封（太冲与太溪之间）；脾经的血海（曲泉与大赫之间）；心经的阴郄（列缺与太渊之间）。

头部选穴：见基本穴位的选取。

（3）脾气虚弱型：伴有神疲乏力选穴以健脾益气为主。

俯卧体位：见基本穴位的选取。

仰卧体位：添加脾经的公孙（太冲与太溪之间）、漏谷（三阴交与阴陵泉之间）、血海（曲泉与大赫之间）；心经的灵道（列缺与太渊之间）；小肠经的支正（温溜与曲池之间）。

重点敲打：太白、公孙、足三里、中极、关元、气海。

头部选穴：见基本穴位的选取。

六、注意事项

（1）经络调理者，需身着短裤和短袖，以方便取穴。

（2）在空腹或过饱的情况下，不宜进行调理，以免引发不良反应。

（3）调理期间，要注意用眼卫生，规律生活，劳逸结合。

（4）平时要多吃含钙、锌的食物和新鲜的蔬菜水果，及富含优质蛋白的食物。

（5）需配合练习健目功以巩固效果。

第二节 自我捶打式经络调理法

自我经络调理法是在全身捶打式经络调理法的基础上，编制的一套自我捶打调理法供本人用健身锤敲打自己四肢的穴位。其选穴因每个人的不同情况，在五输穴的基础上进行加减。因为五输穴位于四肢，取穴方便，运用安全。自我经络调理法使调理者始终处于主动地位，意念想着眼睛湿润，从而调动自身的潜力，使目络通畅，精、气、血、津液上升至眼以滋养局部，达到恢复视力的效果。自我捶打式经络调理运用起来灵活方便，比较容易掌握。

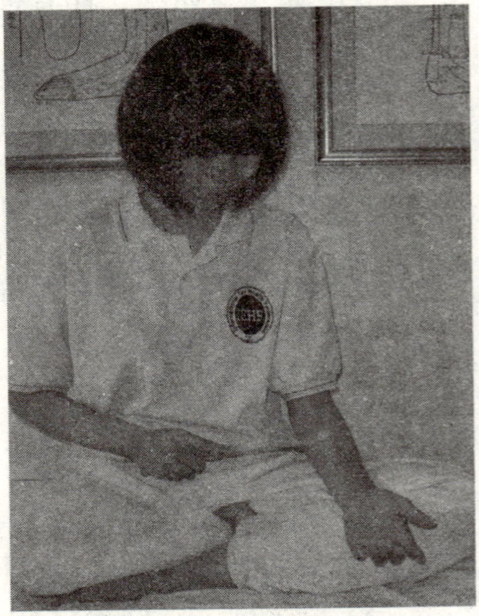

图 6.2.1　自我调理示意图

一、捶打方法

调理者端坐在床上，全身放松，心中默念“眼睛湿润 1……眼睛湿润 2……眼睛湿润 6”，并要仔细体会眼部的感觉，如：湿润、发热、轻松等。（见图 6.2.1 所示）

具体方法见本章第一节第四部分“捶打式经络调理法的要领”。

捶打调理顺序是从足三阴到手三阴，再从手三阳到足三阳。各经脉上穴位的敲打次序，要按照经脉的走向，即按下文中标出的穴位顺序依次进行捶打。

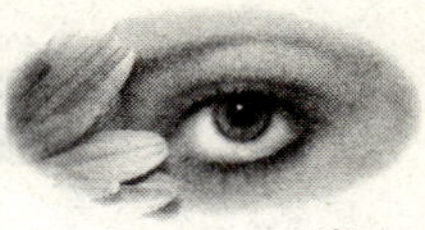

二、常见眼病调理的具体选穴

1. 近视

足三阴：隐白、大敦、太白、太冲、太溪、复溜、三阴交、阴陵泉、曲泉、阴谷。

手三阴：曲泽、少海、孔最、列缺、内关、通里、太渊、中冲、少冲。

手三阳：少泽、关冲、后溪、中渚、腕骨、合谷、外关、支沟、偏历、温溜、曲池。

足三阳：阳陵泉、足三里、光明、悬钟、解溪、丘墟、京骨、冲阳、侠溪、至阴。

2. 弱视

足三阴：大敦、隐白、大都、太白、太冲、太溪、复溜、三阴交、漏谷、地机、阴陵泉、曲泉、阴谷。

手三阴：少海、孔最、郄门、内关、太渊、中冲、少冲。

手三阳：关冲、合谷、阳池、外关、三阳络、温溜、曲池。

足三阳：阳陵泉、足三里、上巨墟、下巨墟、丰隆、光明、冲阳、足临泣、至阴。

3. 散光

足三阴：大敦、隐白、太白、太冲、太溪、水泉、中封、复溜、三阴交、地机、曲泉、阴谷。

手三阴：曲泽、少海、内关、列缺、通里、太渊、中冲、少冲。

手三阳：少泽、关冲、后溪、腕骨、阳池、外关、曲池。

足三阳：阳陵泉、足三里、光明、悬钟、解溪、丘墟、京骨、冲阳、足临泣、至阴、窍阴。

4. 视疲劳

足三阴：大敦、隐白、大都、太白、太冲、太溪、三阴交、中都、地机、阴陵泉、曲泉、阴谷。

手三阴：郄门、内关、通里、阴郄、太渊。

手三阳：合谷、阳池、养老、外关、曲池。

足三阳：阳陵泉、足三里、外丘、光明、悬钟、足临泣、内庭、足通谷、侠溪、至阴。

5. 老花眼

足三阴：大敦、隐白、太冲、太白、太溪、复溜、三阴交、中都、阴陵泉、阴谷。

手三阴：少海、郄门、内关、太渊、劳宫、中冲、少冲。

手三阳：合谷、阳池、外关、支沟、会宗、曲池。

足三阳：足三里、光明、悬钟、通谷、侠溪、至阴、窍阴。

6. 玻璃体混浊

足三阴：大敦、隐白、大都、行间、太白、太冲、太溪、三阴交、中都、地机、阴陵泉、曲泉、阴谷。

手三阴：郄门、内关、通里、阴郄、太渊。

手三阳：合谷、阳池、养老、外关、曲池。

足三阳：阳陵泉、足三里、外丘、光明、悬钟、足临泣、内庭、足通谷、侠溪、至阴。

7. 糖尿病眼病

足三阴：大敦、隐白、大都、太白、太冲、太溪、三阴交、漏谷、地机、阴陵泉、曲泉、阴谷。

手三阴：少海、孔最、郄门、内关、阴郄、劳宫、太渊。

手三阳：关冲、合谷、阳池、外关、三阳络、温溜、曲池。

足三阳：阳陵泉、足三里、上巨墟、下巨墟、丰隆、光明、内庭、足临泣、至阴。

8. 老年性白内障

足三阴：大敦、隐白、行间、太白、太冲、太溪、复溜、三阴交、阴陵泉、曲泉、阴谷。

手三阴：郄门、间使、内关、列缺、太渊、鱼际、劳宫、少府。

手三阳：少泽、关冲、商阳、合谷、阳池、养老、外关、支沟、曲池。

足三阳：阳陵泉、足三里、上巨虚、光明、侠溪、至阴、足窍阴。

9. 开角型青光眼

足三阴：涌泉、大敦、隐白、行间、太白、太冲、太溪、三阴交、阴陵泉、曲泉。

手三阴：少海、曲泽、郄门、内关、太渊、劳宫、少商、中冲、少冲。

手三阳：少泽、关冲、商阳、合谷、曲池。

阳陵泉、足三里、外丘、光明、阳辅、悬钟、内庭、侠溪、至阴、足窍阴。

10. 黄斑变性

足三阴：涌泉、大敦、隐白、行间、太白、太冲、太溪、三阴交、地机、阴陵泉、曲泉、阴谷。

手三阴：少海、曲泽、郄门、内关、通里、阴郄、神门、太渊、鱼际、劳宫、少府。

手三阳：合谷、阳池、养老、外关、支沟、会宗曲池。

足三阳：阳陵泉、足三里、外丘、光明、悬钟、内庭、侠溪、至阴、足窍阴。

11. 视网膜色素变性

足三阴：大敦、隐白、太白、太冲、太溪、水泉、复溜、交信、三阴交、筑宾、阴陵泉、曲泉、阴谷。

手三阴：孔最、郄门、内关、列缺、经渠、阴郄、太渊、鱼际、劳宫、少商。

手三阳：少泽、关冲、商阳、合谷、阳池、养老、外关、支沟、曲池。

足三阳：阳陵泉、足三里、外丘、光明、悬钟、内庭、足通谷、侠溪、至阴、足窍阴。

三、注意事项

（1）进行自我捶打式经络调理时，应当注意不要在空腹情况下进行捶打，以免造成晕锤。

（2）调理时要全身放松，精神集中，环境安静，保持情绪稳定，免受七情的干扰。

（3）需按指定的穴位和顺序敲打，不可自选滥敲，以防造成不良后果。

（4）十二经脉是对称的，敲打穴位时也要对称，不可偏废。

例如，先敲打左侧小腿和手臂的穴位，再敲打右侧的穴位。

（5）一般眼病，每天捶打1次，每次10分钟左右即可，时间不宜过长以免造成不良后果。疑难眼病一天最多可捶打两次，时间需要间隔4个小时以上。

（6）注意饮食起居，并且不要过于劳累。

（7）戒烟限酒，少吃生冷辛辣等刺激性食物。

第三节　子午流注经络调理法

一、概述

子午流注是从时间角度研究、认识人体生命现象，即研究人体脏腑、经脉的气血流注盛衰规律的一种理论，它是子午流注针法的理论基础。“子午”二字，具有时间、阴阳和方位等含义。“流注”二字，是形容自然界水的流动转注，比喻自然界江河湖海水流的汇合和往返不息，也包含宇宙万物的即时变化。中医学将人体气血循环比作水流，用以阐明十二经脉气血的流注过程。（如图6.3.1所示）

的规律，以四肢肘、膝关节以下的五输穴为基础，结合阴阳消长、五行生克、天干、地支的理论，制定出的一种逐日按时取穴的方法。

中国古代记年法是天干地支结合的方法，这种方法一直沿用至今。（如表6.3.1）

表6.3.1　天干地支表

天干	甲	乙	丙	丁	戊	己	庚	辛	壬	癸	\	\
地支	子	丑	寅	卯	辰	巳	午	未	申	酉	戌	亥

子午流注是中国古代医家运用天人相应的整体观，以及阴阳五行相生相克的原理结合天文、地理、气象学的知识探求人体经脉气血循行的周期性和规律性，并选定人体四肢以下的五个穴位——五输穴，通过复杂的推理演算，从实践中逐渐完善和发展起来的。它根据人体气血按时间的推移，有规律地循行于脏腑经络之中的认识，强调时间同生理病理活动的关系，从而产生按时间对患者进行调理的一门学科。子午流注是中华传统医学基础理论的重要组成部分，是中医的时间调理学。在子午流注理论指导下的灵龟八法、飞腾八法是时间经络学在临床上的具体运用。

二、子午流注经络调理法简介

全身捶打式经络调理法的大循环是子午流注最完整的体现。子午是地支中的两个时辰。子时23：00－1：00、午时11：00－13：00。

井、荥、输、经、合在运用上需要与木、火、土、金、水五行相配，阴经始于木、阳经始于金。按五行相生的顺序排列，阴经：井、荥、输、经、合配木、火、土、金、水，阳经：井、荥、输、经、合配金、水、木、火、土，由于五行相生的特点，又产生了母穴、子穴，从而确定了补泻的原则。以土为例，火生土，火是土之母，土生金，金为土之子，补母泻子取穴，就是先辨明邪正盛衰，分清虚实。根据“刺实者，刺其来也”，“刺虚者，刺其去也”，即“过经补，本经泻”的原则。按本经五行属性与本经五俞穴的相生关系，脾属土，火能生土，土能生金，虚证取其脾经的母穴“大都”，实证取脾经的子穴“商丘”。

三、子午流注纳子法的应用

子午流注纳子法治疗眼病时是以十二地支配属十二经脉，可按患者调理的时间进行开穴。《针灸大成》中记载：“顺阴阳者，所以顺气血也，及时谓之开，失时谓之阖。”

开穴是根据经脉气血流注的规律，按照时间捶打或针刺穴位的。当穴位开时，此穴的气血相当旺盛，可对全身起到极大的兴奋作用，此时通过捶打或针刺此穴，能够把人体潜在的抵抗功能强有力的调动出来，对疾病实行治疗就能达到速效性的全身调整作用。

开穴法并不是直接去作用于病灶，而是从整体治疗出发，把人体功能调整到正常的功能状态，或者把人体潜在的功能调动出来，视力就随之改善了。同一患者每次调理的时间不同，配组穴位也会随之发生变化。例如：眼底病患者，病因主要与肝、肾、脾三条经脉有关，就诊时间如果在9：00－11：00，要以脾经为主；如果就诊时间在17：00~19：00，要以肾经为主。这样效果会更好。（见表6.3.2所示）

表6.3.2　十二经脉纳子法表

地支	寅时	卯时	辰时	巳时	午时	未时	申时	酉时	戌时	亥时	子时	丑时
时间	3－5	5－7	7－9	9－11	11－13	13－15	15－17	17－19	19－21	21－23	23－1	1－3
经脉	肺经	大肠经	胃经	脾经	心经	小肠经	膀胱经	肾经	心包经	三焦经	胆经	肝经

原穴可使五脏原气受到激发，促进气血运行，腕踝关节部原穴的开穴，能达到治疗所属脏腑疾患或保健作用。（见表6.3.3所示）

表6.3.3　十二时辰开穴表

时间	开穴	时间	开穴
9－11	太白	7－9	冲阳
1－3	太冲	23－1	丘墟
17－19	太溪	15－17	京骨
3－5	太渊	5－7	合谷
19－21	大陵	21－23	阳池
11－13	神门	13－15	腕骨

第七章 眼健康自我调理保健法

前文中已经讲述运用经络调理改善眼健康的各种方法。这些方法基本都是属于被动式的调理方法，需要借助旁人或专业人员来调理自己身体，从而达到改善眼健康的目的。尽管这些方法都是行之有效的手段，但是自己的健康更重要的是在于自我的保养。正如大家都熟知“生命在于运动”的道理，人身体的保养如同一辆汽车一样，只有使用得当，注意精心护养，车的使用寿命才会长。眼睛作为人身体的一部分，同样需要经常进行锻炼和护养，才会使眼睛的状态与功能处于最佳。因此，眼睛的锻炼是身体锻炼中十分重要的一部分，也是充分调动人体内在功能和潜能的主动性调理方法。

人每天的大部分时间都在用眼睛，当你的眼睛出现酸、胀、模糊或者干涩的时候，其实是身体存在不适的直接反映。本章将介绍一些有关眼健康锻炼的方法和眼部的自我护理法。通过自我锻炼，当眼睛感觉到舒适的时候，就证明了眼健康自我锻炼方法的实用性。当收到效果时，只要坚持沿着这种方法所指定的方向走，就一定会拥有一双健康明亮的眼睛。

中华传统武术、医学、气功在代代相传中积累了许多十分宝贵的健身、养生方法，并形成了一系列经典的理论体系。

例如，在名家经典拳经《温家教育术》中的“练气说论”

就称："搏刺一道，有形者为四肢，无形者为气力，四肢者所以运用气力也。无气力，则四肢总练架势为无用者。故气力为四肢之本，练气为技术之要诀。然欲气力足充，先求三经者，水津经，血筋经、易筋经。津液满而不亏，人则精神。血筋足而不虚，人则健壮。气筋充而不伤，人则刚旺。不然，凡人不溺色欲，不丧肾精，保养有方，则三经自充，元气不散。紧撮谷道，提其气使上聚于丹田，复使聚于丹田之气由背骨而直达于脑顶，由脑顶往返十二重楼，穿过十二重楼，循环五脏，周流无端，如是者，不习武亦可延年益寿矣。"在其"蔽四梢说论"中还称："四梢者，舌为肉梢，齿为骨梢，手指脚趾为筋梢。毛孔为血梢，四梢要齐，舌要顶，齿要叩。手指脚趾要扣，毛孔要紧也。舌顶上嗓则津液上注，气血流通。齿要扣则气贯于骨髓。手指脚趾亦要扣，气注于筋。毛孔要紧，久练陈习功成自紧，则周身之气聚而坚。舌之顶，齿之扣，手指脚趾之扣，毛孔之紧，一齐如法为之，无先后迟速之分。盖以四者有一缺点，则气散而力怠，便不足以言技也。"

从这些经典《拳经》中可以看出中华传统武术、气功与中华传统医学是息息相关且相通的。因此，这些经典理论正是指导自我练功，进行经络调理的要领和指导思想。

第一节　双掌按摩法

双掌按摩法是用双手按摩眼部周围一些关键的穴位，用双掌按摩眼部周围的肌肉组织使眼部肌肉放松，从而使气血通畅地疏注于眼部。眼部气血的充足可以使眼睛得到充分的营养补给，进而消除视疲劳，改善眼睛不适的状态。

一、双掌按摩法

1. 作用原理

眼睛出现问题大多是由于长时间的用眼疲劳导致的，最合理的方法就是闭上眼睛休息一会儿。这种休息其实是让眼睛达到最放松的状态，在这种放松的前提下眼部的气血运行才能处于自然通畅的状态，如此才能改善眼部的气血循环。所以闭上眼睛休息这种简单的方法是自我锻炼的根本。大凡眼科疾病多由“劳瞻竭视不能养息”即过度用眼而得。若“诚光内视，清心塞耳……不但目之无病，而寿亦延长矣”（《眼科金镜》卷一）。

在自我锻炼调理的同时，精神行为活动的过程中都伴随着相应的身体预动作的出现，这种锻炼具有一种强大的作用，这也是促进内在气血运行的过程。设想你在讲话时，或者你将你的思想定格为语言而不仅仅是抽象的想法，那么你的发声器官会有微小的却是完全可以测量的活动。眼睛也是如此。当你用想象力去看东西时，真正的眼睛也会做出相似的反应。手掌按摩的同时，用心观想的优点在于心中的想象没有任何眼疾，你可以形成一个真正让眼睛去仿效的模型。这也是改善屈光不正问题的一个很好的方法。

2. 调理方法

轻轻地闭上眼睛，将手掌覆盖在眼睛上，阻挡任何可能作用于眼球的光和压力——掌根骨（手掌下部）如图7.1.1所示，轻轻放在下眼眶上，手指覆盖前额，指根骨放在上眼眶上，手掌心劳宫穴（图7.1.2）对准眼睛。劳宫穴可以引气血到眼睛。如此可以达到“以我之心，使我之气，攻我之疾”的目的。

当你按摩时，你会感到完全放松，眼睛会有舒适和温暖的感觉。选择你尽可能不被打扰的一段安静时间和地点，尽你所能有意识的去缓解面部、颈部、肩部和其他身体部位不适当的紧张。如果你愿意的话，可以想象春天，想象坐在窗前，窗外草木刚刚青绿，又赶上细雨蒙蒙，空气干净、湿润。随之眼睛也被慢慢的湿润。（或想象其他适合自己放松时眼睛能够放松的情景。）同时心中默念“眼－睛－湿－润……”。

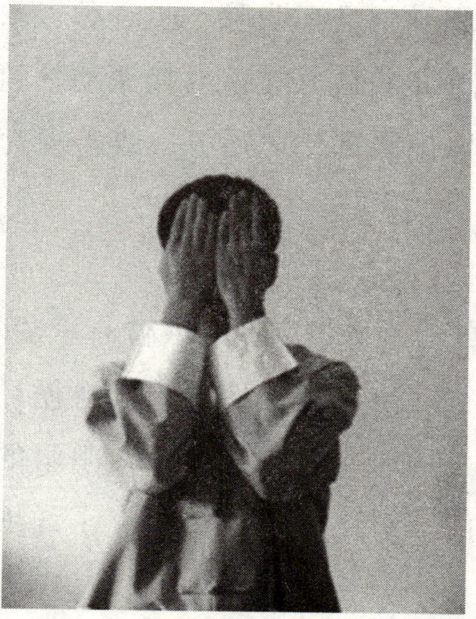

图7.1.1

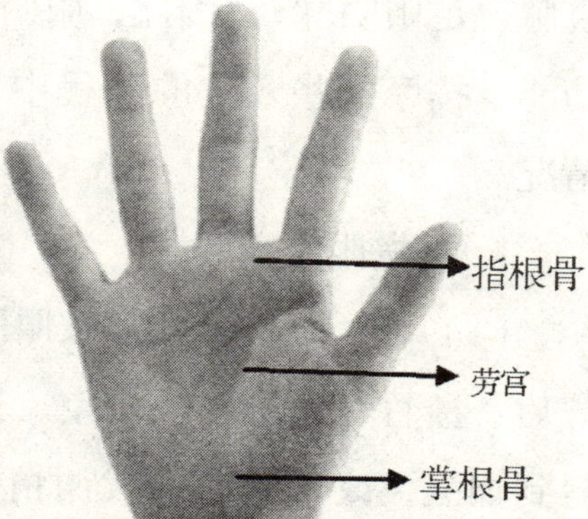

图7.1.2

3. 调理要点

保持几分钟闭眼的状态。在经过实践之后你可以找出最适合你放松的精确时间和放松方法，一般来说，每次 5 分钟的时间较为合适，4 分钟是底限。

这种手掌按摩每天应该重复做 3 ~ 5 次，并将它当做每日练习的基础。基于此，眼睛能够得到很好的放松和调理，双掌按摩法是预防和改善各种眼疾最基本的方法。特别是在伏案工作学习感到疲劳时，可以随时用这一方法来放松。

二、眼部穴位按摩法

眼睛是人体经脉汇聚的一个大的枢纽，比如一个头部的睛明穴就有五条经脉相交汇（手太阳脉、足阳明脉、阴跷脉、阳跷脉、足阳明脉）。因此，眼睛周围的许多穴位能直接调动脏腑功能，按摩这些穴位的过程中可以使眼部气血通畅，改善视力情况。

1. 揉按眼眶

（1）作用原理：在揉按眼眶的过程中按摩到的穴位有承泣、球后、攒竹、鱼腰、丝竹空。这些穴位可以促使眼睛气血循环得到加强，改善眼睛的代谢情况。同时每一个穴位针对眼睛的不同情况起着不同的调理作用。前文对这些穴位已经有了详细说明，在此不再赘述。

揉按眼眶尤其可以促进眼部周围组织的血液循环，对缓解眼外肌疲劳，改善眼外肌血液循环状况非常有益。由于眼外肌可以调节眼轴的长度，也是牵动眼球转动的动力来源，所以这一节自我锻炼的方法可以改善眼轴的长度以矫正屈光不正，同时对改善斜视也有显著的效果。

（2）调理方法：

①揉按眼眶实际上是在全身放松基础上做的。把双手拇指放在太阳穴处，首先将食指中节放于上眼眶从眉头向眉尾抹按（如图 7.1.3 所示）。

②然后将食指中节放于下眼眶从内眼角向外眼角抹按（如图 7.1.4 所示），一吸一呼作一次，让动作与呼吸柔和的配合在一起。在揉按的过程中仍然尽量做到放松，同时想着眼睛的感觉，连续作 8 次，如此可以使眼部气血通畅，提高视力，同时也可改善脏腑功能，起到整体调理和治疗的作用。

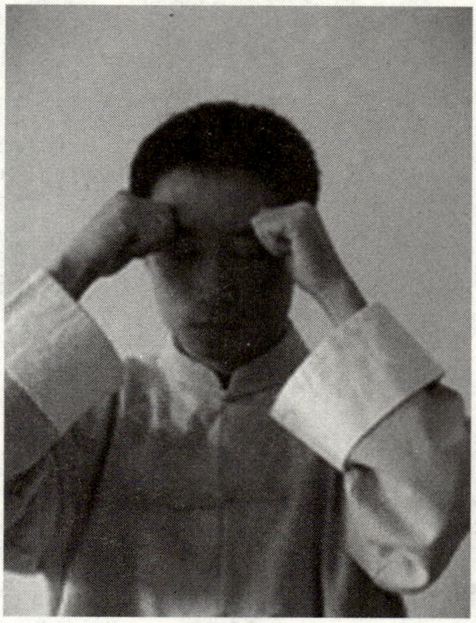

图 7.1.3

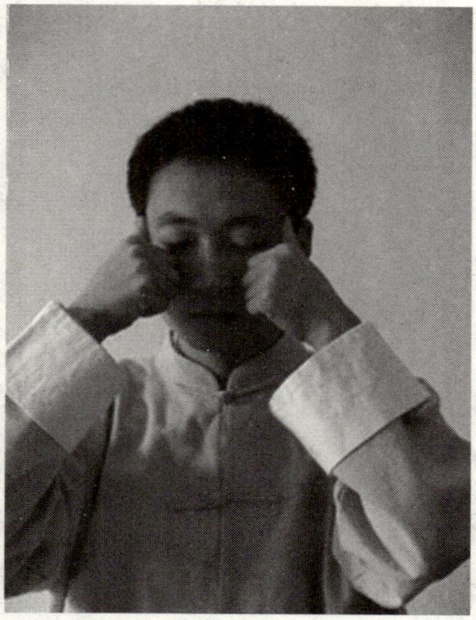

图 7.1.4

2. 揉按瞳子髎

（1）作用原理：这一节的练习通常可以与揉按眼眶相互配合进行，更有益于眼部的气血循环。在这节中所按摩到的穴位是瞳子髎和太阳穴。

瞳子髎是胆经上的起点穴，中医称肝胆相表里，揉按瞳子髎可以起到熄肝风的作用，对各种眼疾都有很好的调理作用。如：夜盲症、屈光不正以及神经麻痹引起的口眼歪斜等。同时胆与中医中所说的神膏（即玻璃体）有着密切的联系（“神者，目内包涵液……此由胆中渗润精汁积而成者。”《证治准绳、杂病、七窍门》）。所以这一节对眼睛玻璃体混浊的患者有相当好的调理作用。

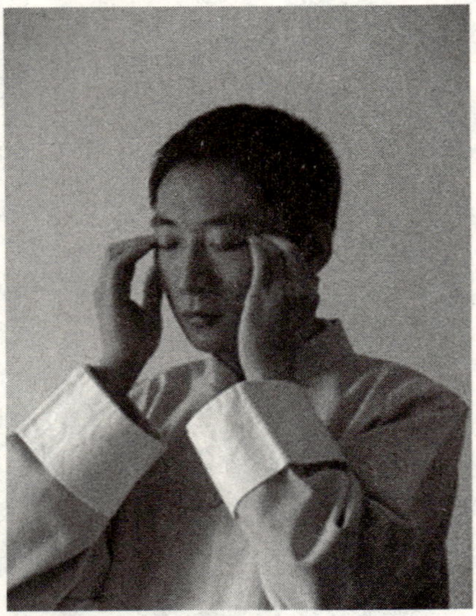

图 7.1.5

（2）调理方法：两手无名指按在外眼角上（瞳子髎），中指、食指与无名指并排成一字型按在太阳穴上（如图 7.1.5 所示）。三个手指同时按摩可以保证两个穴位都能按到。旋转揉按，首先向外向上揉按，然后向里向下揉按。揉按的同时与“揉按眼眶”的要领相同，一个呼吸作一次，仍然要做到尽量放松，同时想着“眼睛湿润”，以 8 次作为一个循环。

3. 拿捏睛明穴

（1）作用原理：很多人都会有一个切身的体会，当眼睛累了，或眼睛酸胀，或眼睛痛痒，或视物模糊，都会不自觉的用手指捏按自己的内眼角。随后，眼睛的状态都会得到较好的缓解。此时，按摩到的穴位就是睛明，睛明穴是膀胱经的起点穴，这个穴位能够起到清利头目的作用，也可治疗和调理“一切目病”。

（2）调理方法：用一手的食指和中指指腹，分别拿捏眼睛两侧的睛明穴一分钟左右。拿捏时，要做到心情放松，闭目养神（如图7.1.6所示）。拿捏的手法要轻柔，用力时慢慢向斜上提拿，逐渐轻轻加劲。如此反复做3~5次。拿捏时要注意，不能竖直向下按压，向下按压会刺激到泪囊。也不能按压眼球，如果长时间对泪囊和眼球刺激会引起眼部产生炎症。

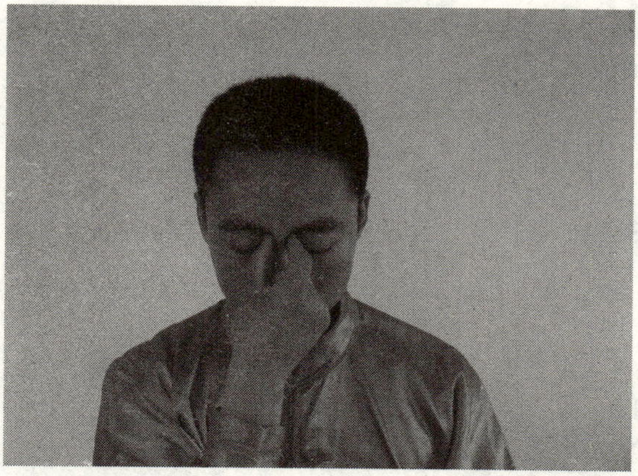

图7.1.6

三、循经按摩（推导）法

（1）作用原理：气血运行于经络隧道之中，如水在沟渠中流行一样，遇到阻塞（内伤外感）不能畅通则发生疾病。气血的运行也可以借助外援，用循经按摩之法以畅通经络。《金匮要略》云："四体觉重滞，即导引、吐纳、按摩，勿令九窍闭塞。"目窍通，则视物明。

循经按摩法可以起到整体调动气血的作用，进而也起到补养脏腑的目的。脏腑气血的充足与经脉的通畅是眼睛健康的基础。通过疏通经络改善气血在经脉中的运行，从而达到补养脏腑的目的，改善眼部的代谢状态。

（2）调理方法：首先要清楚地了解经脉的循行走向。手三阴之脉是从胸部循手臂内侧走向手指尖端；手三阳之脉是从手指尖端循手擘外侧行于头面；足三阴是从足部循腿的内侧走向胸腹；足三阳之脉是从头面循身体躯干、腿之外侧行至足部。

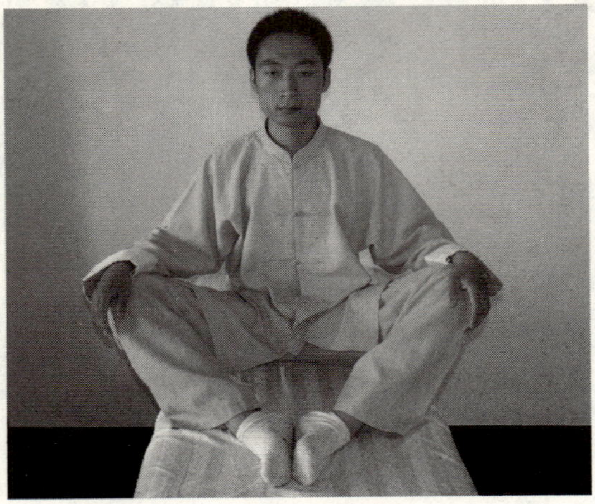

图 7.1.7

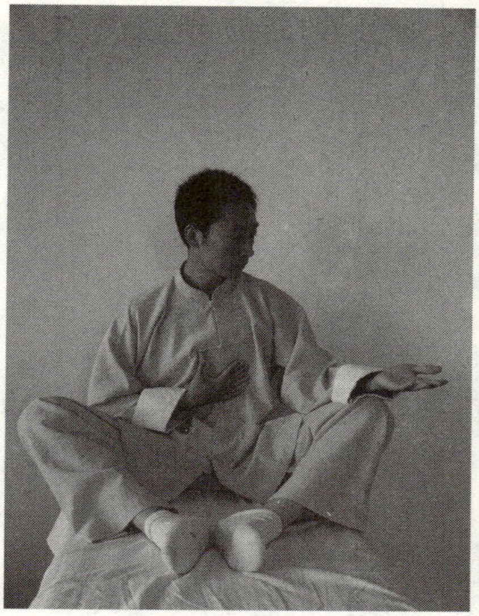

图 7.1.8

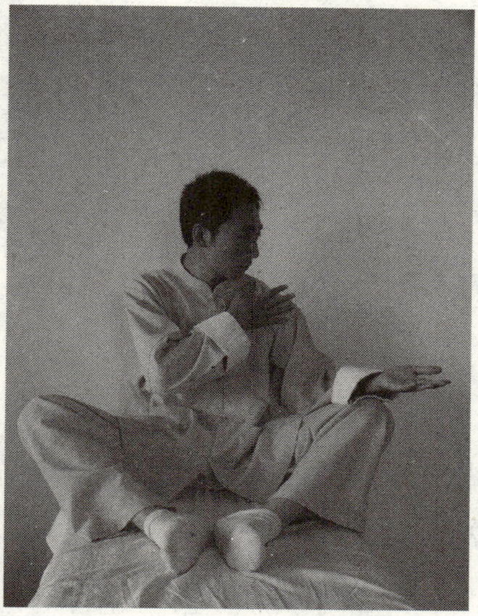

图 7.1.9

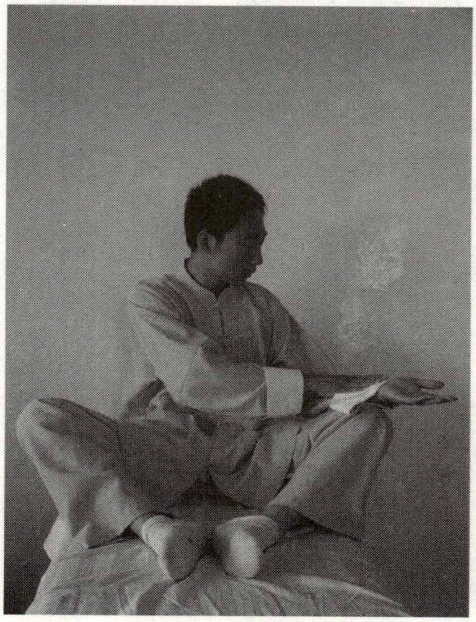

图 7.1.10

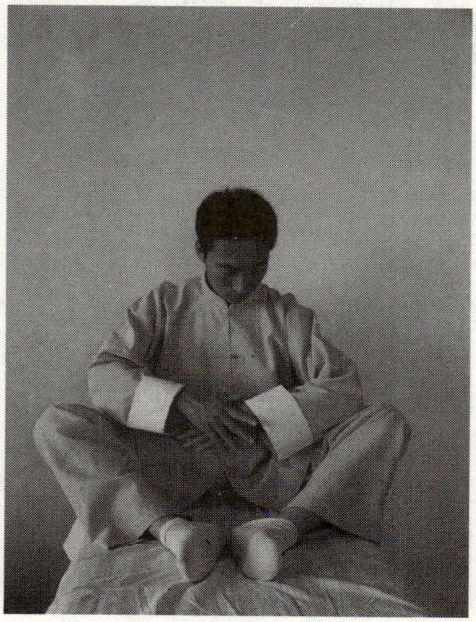

图 7.1.11

身体放松，平坐于地毯或床上（如图7.1.7所示）。平坐有利于足三阴、足三阳经脉的推导。

①推导手三阴：由手三阴起始，右手掌从上腹部起（如图7.1.8所示），循左肩内侧、经左臂内侧推向左手掌（如图7.1.9所示），经劳宫、鱼际、少府诸穴直达指端三阴经之井穴（如图7.1.10所示）。

②推导手三阳：由手三阴转行于手三阳少泽、商阳、关冲各穴（如图7.1.11所示），循臂外侧推按到肩颈部（如图7.1.12所示）。

左侧手三阴、手三阳推导结束，再进行右侧手三阴、手三阳的疏导。

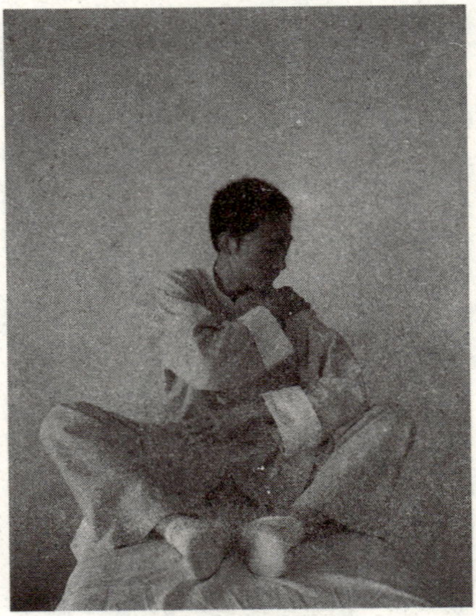

图7.1.12

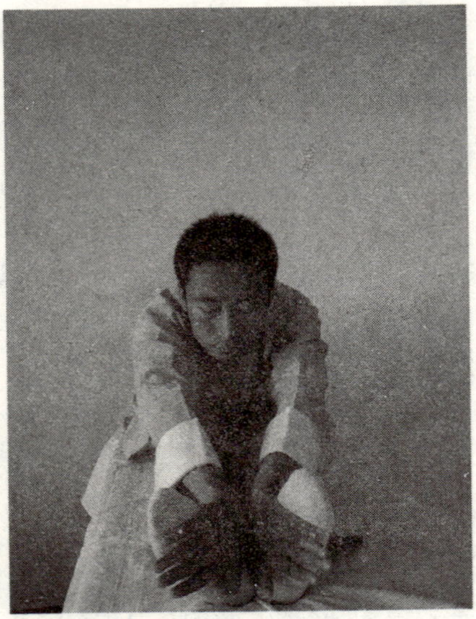

图7.1.13

③推导足三阴：上肢做完再做下肢。足少阴肾经之脉起于足掌心前部涌泉穴，足太阴脾经之脉起于足大趾内侧之隐白穴，足厥阴肝经之脉起于足大趾外侧大敦穴。按摩时，两手按在涌泉穴上（如图 7. 1. 13 所示），引肾气上行，同时脾肝两经之气随之而上升，经三阴交，由腿内侧上入腹股沟（如图 7. 1. 14 所示），向上抵期门、大包、章门各穴。

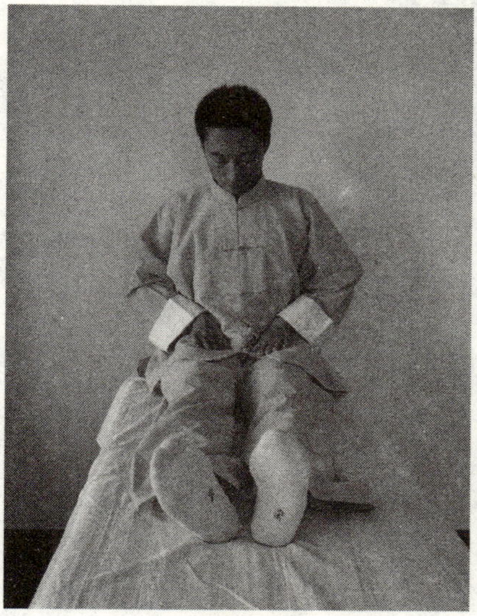

图 7. 1. 14

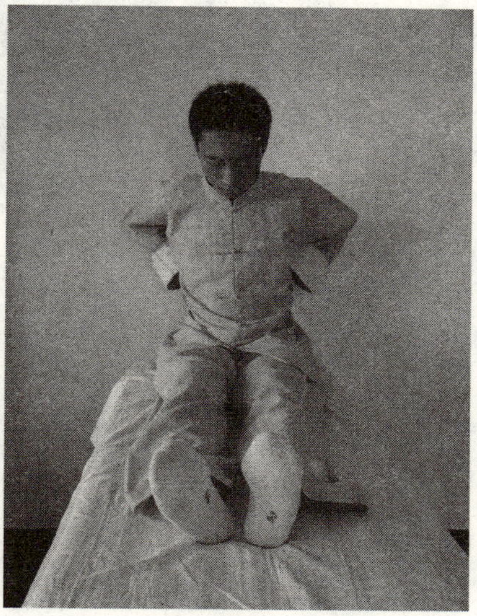

图 7. 1. 15

④推导足三阳：接上式双手转入背后沿足太阳膀胱经循行肝、胆、脾、胃各俞穴之上，下行经过京门（如图 7. 1. 15 所示），下过环跳、风市、膝阳关各穴（如图 7. 1. 16 所示）入足三阳之井穴至阴、足窍阴、厉兑。

如此，上下往返至少做 8 次，多则 64 次。

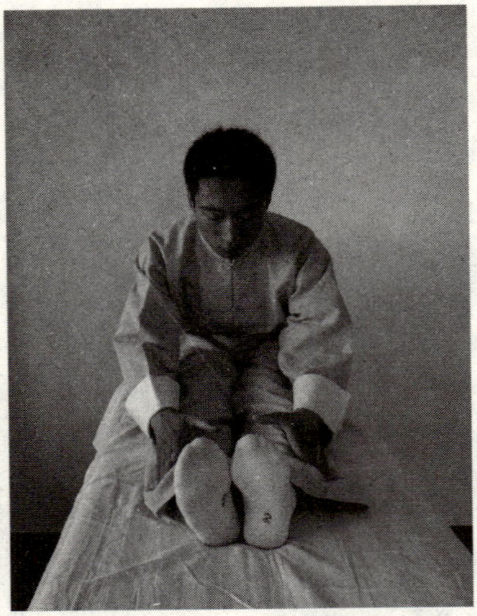

图 7.1.16

第二节　运眼保健法

前面介绍了几种自我锻炼的简易方法，可以在工作、生活的空余时间里随时进行练习，比如说只有 5 分钟的时间，也可以使眼睛作一次很好的放松体验。前面介绍的方法是针对于眼保健自我锻炼行之有效的两套系统方法。两套方法中的一套方法已经被广泛应用，但仍然有很多人对其了解甚少，本节里将为读者系统剖析其法。

本节重点介绍运眼保健法的练习方法和要点。中医名家孙思邈讲“目宜常运”，要使眼睛保持良好的状况就需要经常“运眼”。“运眼”之意在于通过调动眼睛的活动，使眼部气血更加充盈以补养双眼。另一个角度讲，通过锻炼也可以使眼部诸肌群的功能得以调理，改善眼部的代谢状况。

一、预备式

1. 预备动作

做功前，要先按照预备式的要求站好——两脚平行，与肩同宽；头正项直，略收下颚，百会朝天，双目微闭，两唇轻合，舌抵上腭；沉肩、坠肘、松腕，两臂自然下垂，肘微屈；含胸拔背，腰胯、两膝放松，使人体背部、腰部、臀部大体在一条直线上。头脑清空，排除杂念，自然呼吸，面带微笑，全身放松。或放松正坐，要点通站立预备式。（如图 7.2.1 所示）

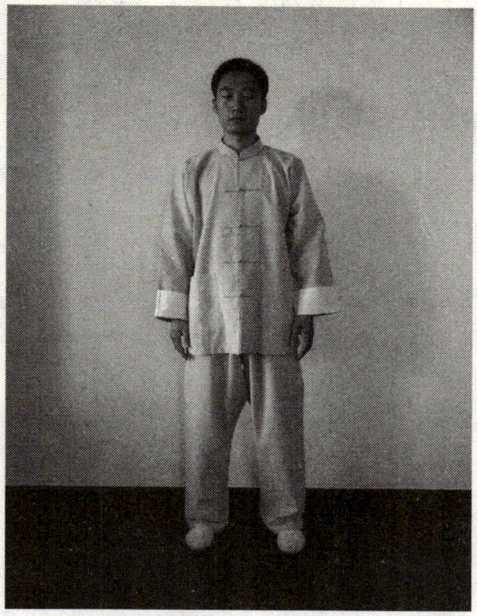

图 7.2.1

预备式的基本要求须贯穿运眼法的全过程。人体只有在全身放松的状态下，身体内的气血运行才能自然通畅，如此人体新陈代谢所处的整个大环境才能达到最佳。

2. 调息

（1）作用原理：事物动静相互结合“于静养动，于动养静”是自然的规律。当今社会随着生活节奏的加速，反而“于静猛动，于动猛静，”皆违反物理原则，且有碍于养生。调息整理运动，功在使呼吸自然，血液循环合度，筋肉舒展。练功前稍事调息运动，也有益于循序渐进。简单地说，“调息”是通过做一些比较简单的动作来使人体的呼吸、动作以及内在的气血循环得到进一步协调，使人体进一步的入静放松。

（2）锻炼方法：在预备式的基础上，两臂从体侧徐徐抬起，掌心向下，沉肩、坠肘、松腕，如图 7.2.2 所示，待腕与肩平时，以肘为轴，外旋小臂使手心转而向上，坠肘向内划弧，收到鼻与眉毛之间，如图 7.2.3 所示，双掌如按球之状由胸前徐徐下按至腹前，两臂自然下垂，恢复预备式。

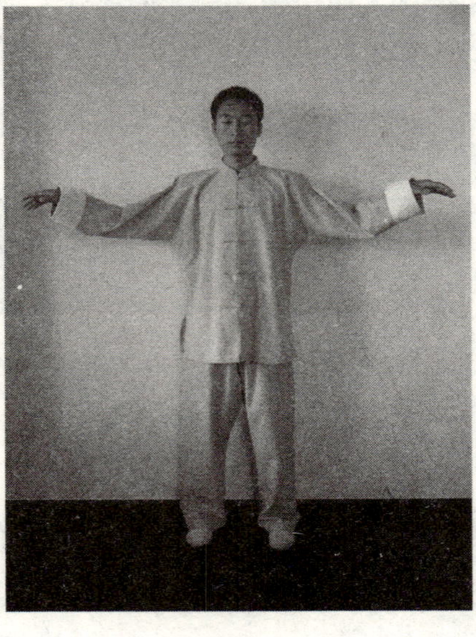

图 7.2.2

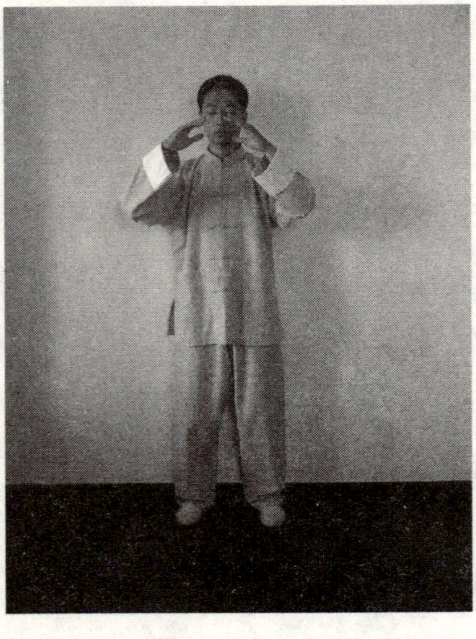

图 7.2.3

（3）动作要领：两臂从体侧抬起时，稍向前方，如此有利于肩部的放松。

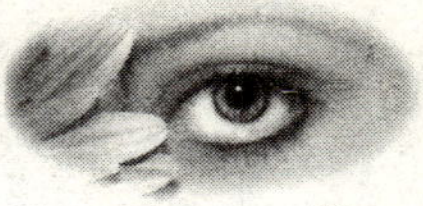

二、转颈运目

（1）作用原理：通过这一节眼睛的自我锻炼，不仅可以使眼部诸肌群得以很好的调理，同时可以改善和缓解颈部肌肉的紧张状态，进而改善头部的供血情况，以促进眼部的代谢。

前面讲过眼球的外部分布有6条肌肉群，现有的教科书中都将这6条肌群功能局限在促使运动的范围内，这样正好忽略了它们的另外一个重要作用，就是维持眼球球体状态的功能。当然眼球的球状态还具有支撑眼球内容物的作用，眼外肌的平衡协调则对后天眼球轴长的变化起着决定性的作用。

颈部出现问题和颈部肌群长期的慢性劳损，可使贯穿横突孔的颈动脉或交感神经受压，首先直接影响脑动脉供血不足，使得眼部的血液循环情况受阻，其次交感神经受压也会引起视力的下降。所以针对这两个问题，本节转颈运目的练习可以充分放松颈部肌肉的紧张，长期的练习对颈椎病也会有良好的改善，促进和改善眼部的供血，同时在锻炼的过程中可以使我们的眼球得到运动，使眼外肌得以充分的放松，眼外肌正常功能的恢复将有利于斜视的改善。

（2）动作要领：首先将头转向右侧（在头部转向哪个方向时，眼睛也随之转向那个方向），然后头由右侧低头向左转动，最后头由左仰头向右后转动，如图7.2.4～图7.2.7所示。保持一呼一吸颈部转动一圈，连转8圈后再依此要领反方向转动8圈。

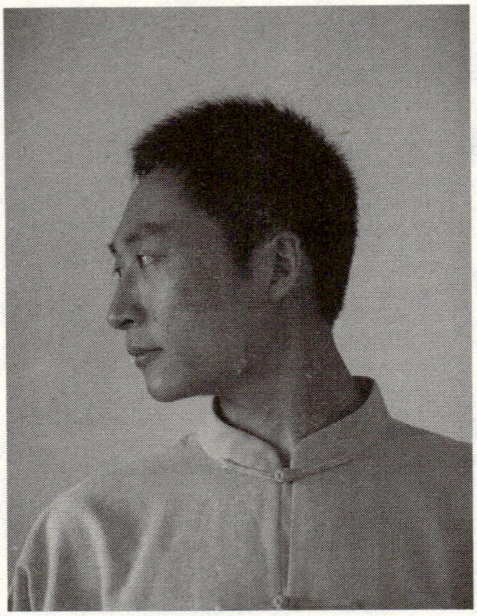

图7.2.4

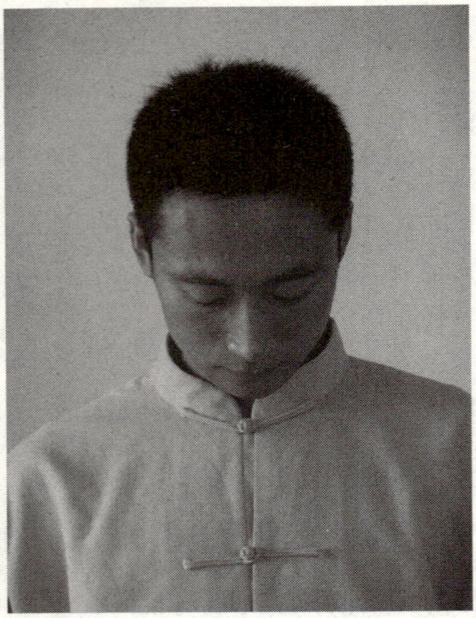

图7.2.5

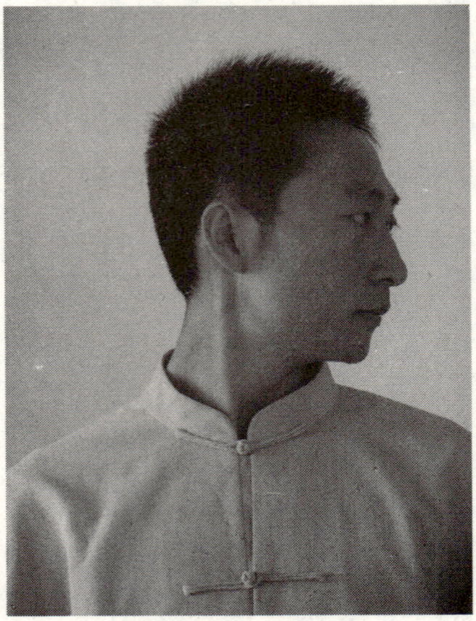

图7.2.6

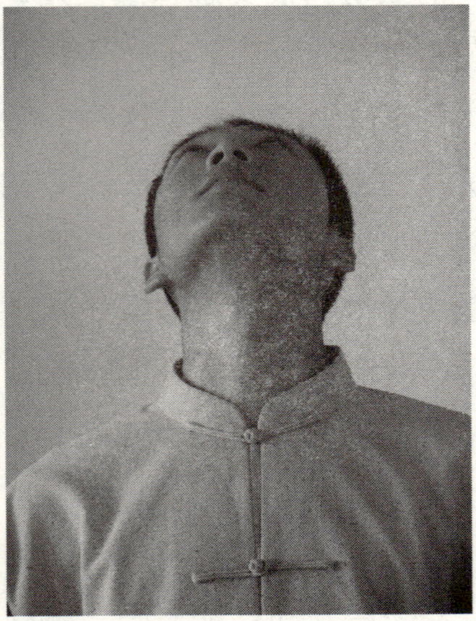

图7.2.7

（3）锻炼要点：颈部转动要做到自然放松，用力要柔和，用力不能过猛。转动幅度也应该逐渐地增加。

三、闭目运眼

（1）作用原理：本节不需要用手按摩眼睛及其周边的穴位，只要闭着眼睛一紧一松的锻炼眼睛及其周边的组织就可以了。这样可以使眼睛及其周边组织的肌肉、血管、神经和经络及其他组织都得到一紧一松的牵拉，这对改善眼睛的血液循环、消除用眼疲劳、增进视力和预防近视很有帮助。

（2）动作要领：

闭目运眼①：眼球左右转动。

在闭目的状态下眼睛轻轻向左侧转动→还原→眼睛轻轻向右侧转动→还原。循环往复 8 次。

闭目运眼②：眼球上下转动。

在闭目的状态下眼睛轻轻向上方转动→还原→眼睛轻轻向下方转动→还原。循环往复 8 次。

闭目运眼③：眼球逆时针转动。

在闭目状态下，按逆时针方向转动眼球，转动顺序为上→左→下→右→上。转动一圈为一个节拍。循环往复 8 次。

闭目运眼④：眼球顺时针转动。

在闭目状态下，按顺时针方向转动眼球，转动顺序为上→右→下→左→上。转动一圈为一个节拍。循环往复 8 次。

（3）锻炼要点：眼睛转动仍然要遵循自然放松的原则，用力要柔和，不能过猛。转动幅度也应该逐渐地增加。

四、捧气灌顶

（1）作用原理：本节可以使气血上注于头面部，促进头面部的气血循环，调整人体的阴阳之气，有助于放松，凝心静气导引自身的修复功能达到最佳。

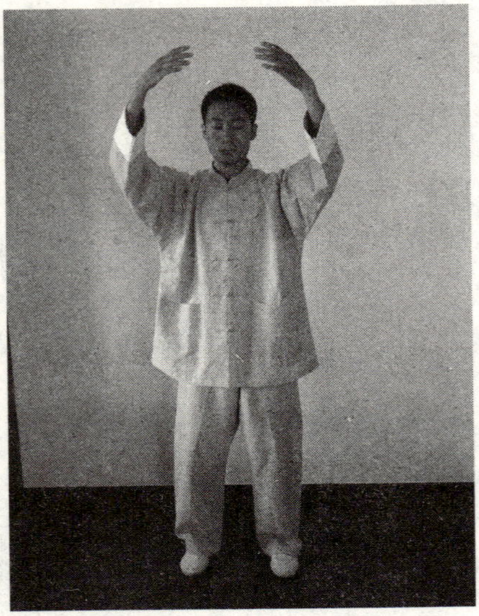

图 7.2.8

（2）锻炼方法：两臂张开，以手掌心朝上向上慢慢托起，当手高过头顶之后停住，以掌心劳宫穴贯顶30秒左右，如图7.2.8所示。手向上平托时以前脚掌着地后足跟跷起。然后手如按球之状由面部、胸前徐徐下按至腹前，两臂自然下垂，同时足跟着地，恢复预备式。依法重做三次之后，双手自然下垂。

五、调整视力

（1）作用原理：当睁开眼睛凝视远处的时候，此时如果想着眼睛即意识放在眼部，经脉中的气血会随着足三阴上注于眼睛使双眼得以滋养，气血运行正常，眼部的代谢稳定，视力也会自然得以改善。

（2）锻炼方法：双目微闭进入放松状态，猛睁双眼，极目

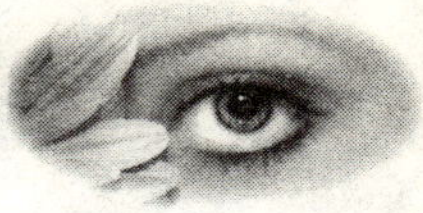

远望，心中默念“眼睛湿润”意念集中在眼部，使气血充足地上注于眼睛，濡养眼睛。然后双目微闭，意想气血从头部下行经胸部、腹部然后沿腿的外侧到脚，如此反复三次。

（3）动作要领：练习过程中要保持放松的状态，思维放松，意识放在眼部。

六、收功

身体放松，调息一次。双手放于小腹前，两手重叠，男生把左手放在下面，女生把右手放在下面，大鱼际对准肚脐位置，手掌心劳宫穴自然对准气海穴，意想小腹热。

回复预备式。

第三节　六字诀养生保健法

六字诀养生保健法是在传统中医经络学说和藏象学说及武术、气功的基础上创编的一套养生功法，它已经有1500的历史了。明清时期诸多医家都发现和记载了动功六字诀对改善眼睛疾患的调理与护养有着明显的效果。于是后世医家纷纷推崇运用六字诀锻炼法进行眼病的调理。如明代的《寿世保元》中有记载“凡眼诸疾为此诀（六字诀）能治”。在明代著名眼科专著《审视瑶函》的开篇就详细介绍了“动功六字延寿诀”，并指出“脏腑主目有二：一曰肝，二曰心。”也指明了肾精对其他脏腑正常功能的维持起着原始推动的作用。同时脾胃是气血生化之源，脾胃虚弱则会引起气血亏虚，目失濡养；肺“主气司呼吸”，起着调节身体清气与浊气交换的重要作用。人体是一个整体，每一个脏器都与眼睛密切相关，五脏系统中任何一个脏器出现问题都会引起眼睛的问题。这也是通过六字诀养生保健法的练习能起到调整眼疾的重要依据。通过本节的练习可以改善人体脏腑的生理功能，使人体整体气血充足，代谢平衡，进而给眼睛的正常生理代谢提供一个良好的环境。促使眼部气血代谢加强，使视力问题得以逐步的改善。

六字诀作为中华文化的非物质文化遗产已经被国家体育总局纳入了全民健身的行列之中。目前流传的练习六字诀的方法繁多，但都以“松静自然”为纲要。

一、传统“动功六字延寿诀”经典原文

现将明代著名眼科著作《审视瑶函》所阐述的动功六字延寿诀经典原文转载如下，以供读者参考。

春嘘明目本持肝，夏至呵心火自闲。

秋呬定知金肺润，冬吹惟要坎中安。

三焦嘻却除烦热，四季长呼脾化餐。

切忌出声闻口耳，其功尤甚保神丹。

1. 心呵顶上连叉手（举手则呵，反手则吸）

呵则通于心，去心家一切热气，或上攻眼目，或面色红，舌上疮，或口疮。故心为一身五官之主，发号施令，能使五官。故上古恬澹虚无，真气从之，精神内守，病安从来？是以志闲而少欲，心安而不惧，形劳而不倦也。秋冬时当暖其涌泉，不

伤于心君。《素书》云：足寒伤心是也。澄其心则神自清，火自降，是火降由于神之清也。心通舌，为舌之官，舌乃心之苗，为神之舍，又为血之海。故血少则心神恍惚，梦寐不宁也。冬面红受克，故盐多伤心血。冬七十二日，省盐增苦，以养其心也。

2. 肝若嘘时目睁睛

嘘则通肝，去肝家一切热聚之气。故胆生于肝，而胆气不清，因肝之积热，故上攻眼目。大嘘三十吁，一补一泻，则眼增光，不生眼眵。故目通肝，肝乃魂之宅，夜睡眼闭，则魂归宅，肝为目之官，秋面青受克，辛多伤肝。秋七十二日，省辛增酸，以养肝气。

3. 肾吹抱取膝头平

吹则通肾，去肾中一切虚热之气。或目昏耳聋，补泻得宜，则肾气自调矣。故肾通耳，为耳之官，耳听走精，不可听于淫声。大吹三十吹，热擦肾堂。四季十八日，面黑受克，甘多伤肾。故季月各十八日，省甘增盐，以养肾气。

4. 肺病呬气手双擎

呬则通肺，去肺家一切所积之气。或感风寒咳嗽，或鼻流涕，或鼻热生疮，大呬几呬，一补一泻，则肺气自然升降。肺为心之华盖，最好清，故肺清则不生疾也。肺通鼻，为鼻之官，肺为魄之宅也。夏面白则受克，苦属火，肺属金，夏七十二日，省苦增辛，以养肺气。

5. 脾病呼时须撮口

呼则通脾，去脾家一切浊气。故口臭四肢生疮，或面黄脾家有积，或食冷物，积聚不能化，故脾为仓廪之官，又为血之用。故饮食不调，则不生血，四肢不动则脾困。故夜则少食，睡时脾不动，以致宿食，则病生矣。脾四季之官，为意之宅，故意不可以妄动，动则浩然之气不能清也。春面黄则受克，春七十二日，省酸增甘，以养脾气。

6. 三焦客热卧嘻嘻

嘻则通胆，去胆中一切客热之气。故卧时常嘻，能去一身之客热，补泻得当，胆气自清目不生眵。胆怕热，四时饮食，热者少食，上膈无积，使胆气清爽也。

二、六字诀养生保健法的练习

自古医武不分家，拳经《温家教育术》中讲："五脏本是五层关，无病把守自遮拦。若不知运气，气存于心间，身体亦皱，四肢无力，陈习日久，必受病者。""五行要顺者，五行配五脏，五脏配五手五脚，故习五手五脚，即所以养五脏。然人肾水足精神旺；心气足则脑力坚、神经敏；肺脏足则气必充；肝脏足则力必猛；脾脏充盈则身体必健。故五手五脚内养五脏，能补脑力，保丹田；外强筋骨，捷手足，便耳目，奥妙无穷，习久自能知之也。"

武术界中流传的六字诀的练习方法多而大同小异，在此以传统"动功六字延寿诀"为基础，结合诸家之所长，按照五行相生的顺序将五脏按照有序的练习方法进行调动，同时配合相应的动作导引不同经脉的气血运行。在此不强调呼吸方法，自然放松即可；也不强调强意念的经络导引，经络导引只作了解即可，不同的动作已经起到了经络导引的目的，反此都违背了“放松自然”的大原则。具体练习方法如下。

1. 预备式

（1）预备动作：做功前，要先按照预备式的要求站好——两脚平行，与肩同宽；颈部放松，头容正，略收下颚，双目微闭，两唇轻合，舌抵上腭；沉肩、坠肘、松腕，两臂自然下垂，肘微屈；含胸拔背，腰胯、两膝放松，使人体背部、腰部、臀部大体在一条直线上。头脑清空，排除杂念，自然呼吸，面带微笑，全身放松。与图 7.2.1 相同。

预备式的基本要求须贯穿动功六字诀护眼法的全过程。人体只有在全身放松的状态下，身体内的气血运行才能自然通畅，如此人体新陈代谢所处的整个大环境才能达到最佳。

（2）调息：

①作用原理：调息是通过做一些比较简单的动作来使人体的呼吸、动作以及内在的气血循环得到进一步的协调，使人体进一步的入境放松。

②锻炼方法：在预备式的基础上，两臂从体侧缓缓抬起，掌心向下，沉肩、坠肘、松腕，待腕与肩平时，以肘为轴，外旋小臂使手心转而向上，坠肘向中间划弧，收到鼻与眉毛之间，手如按球之状由胸前缓缓下按至腹前，两臂自然下垂，恢复预备式。与图 7.2.2 和图 7.2.3 相同。

③动作要领：两臂从体侧抬起时，稍向前方，如此有利于肩部的放松。

2. 嘘字功

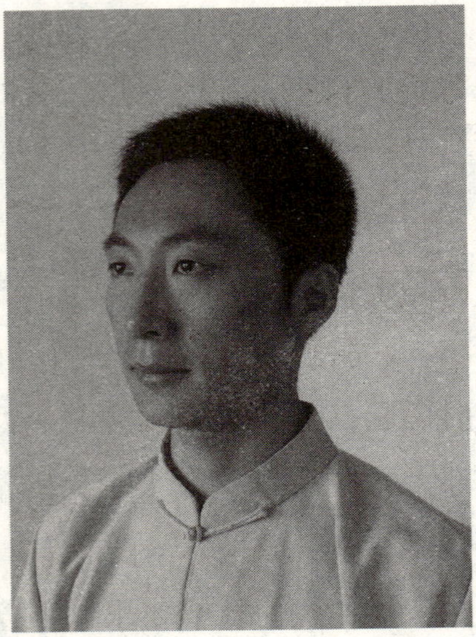
图 7.2.9

(1)作用原理:嘘字功补肝气。本节动作主要是补肝养目。“肝气通于目”,在十二正经中,惟有肝经是本经直行脉直接上连于眼睛的。虽然五脏六腑之气皆上注于目,但目为肝之窍(肝开窍于目),尤以肝血的滋养更为重要。大凡眼睛不好的人都会有肝气不舒的症状,通过调查近视眼患者普遍存在性格内向、情绪不稳定、胸胁胀满等肝气不舒的症状。此节动作可以调动肝脏的精气,使眼部气血充盈,眼部的微循环加强,新陈代谢旺盛,使视力得到恢复。

(2)锻炼方法:

①口型:嘴角横绷,上下唇之间留一细小的缝隙,双目圆睁,如图 7.2.9 所示。

②发音:“嘘——xu”。

③动作:双手手背相对,四指向下,由腹股沟的“急脉”穴处循肝经路线上提,如图 7.2.10 所示,同时读“嘘——”,双手经章门穴、期门穴至锁骨外端中府穴,然后大臂不动,小臂展开,如鸟张翼,掌心向上如抱球状,如图 7.2.11 所示,导引气血沿肺经的路线到拇指内侧的少商穴。然后双目微闭,两

唇轻合，舌抵上腭，自然呼吸，以肘为轴，外旋小臂使手心转而向上，坠肘双手拂面而下，手延胃经的路线下行，到上腹部时，拇指相对，推至下腹部分开，自然垂于体侧，恢复预备式。

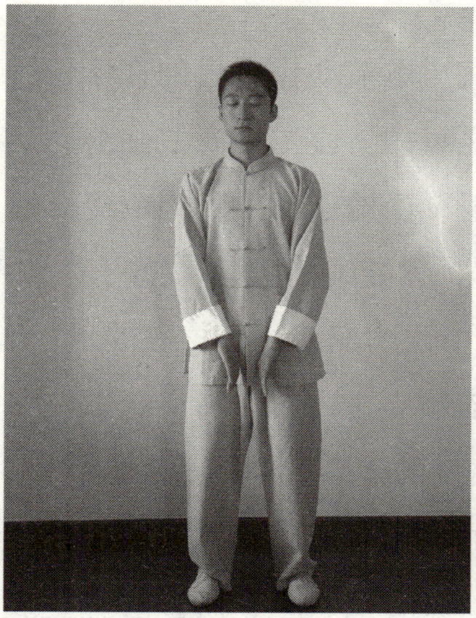

图 7. 2. 10

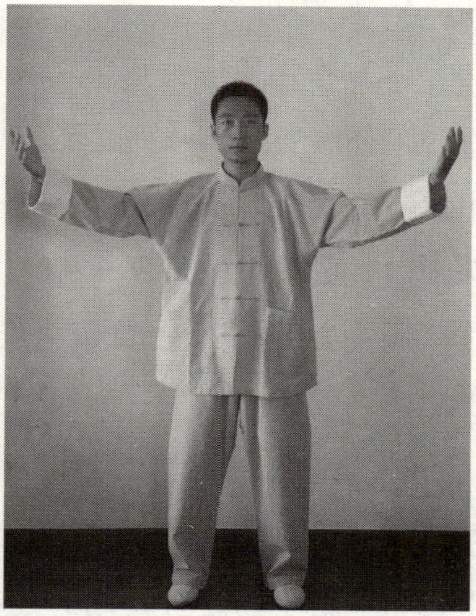

图 7. 2. 11

整节动作、发音做六遍，调息一次。

④循经走向：走肝经、肺经、大肠经、胃经。读“嘘”字时，引气自足大脚趾外侧大敦穴沿肝经的路线由腿的内侧上行，经腹部、胸部，在胸部与肺经相接，沿手臂内侧到大拇指少商穴。两臂向面部合拢时，气沿大肠经的路线从手臂外侧到鼻孔两旁的迎香穴，再与胃经相接，循胃经路线下行，沿腿的外侧到第二脚趾的厉兑穴。

⑤动作要领：锻炼时读字和动作要相互协调，同时要做到

用力均匀。读字呼吸自然顺畅，不可强求读字时间太长，以免产生头晕。做功时眼部有热、湿、胀或麻的感觉，这些都是练功时的正常反应，也是微循环改善的一种现象。

3. 呵字功

（1）作用原理：呵字功补心气。本节动作之目的在于健脾养心，补血安神，从而达到养目之目的。心主全身之血脉，脉中血液受心气之推动以循环于全身，上输于目。目中的经脉幽深细微，更需血液源源不断的供养，方能维持视觉。《拳经》中称“眼为心之苗”，《黄帝内经》中说“目者，心之使也。”五脏之精气皆任心所主，而眼目既依赖心主之精气所养，视物又受心神的支配，因此，人体脏腑精气的盛衰及精神活动的状态，均能反映于目。同时手少阴心经的经脉从心发出，除了循小臂下行与下络小肠之外，同时还有一条直通目系，所以心经也属直通的脉系与眼睛相通。故此《审视瑶函》中才有“脏腑主目有二：一曰肝，二曰心”的说法。心气盛，精神旺，则两眼视物清晰、神光自现；精气衰，心意乱，志不能守，双目视物昏花，双目无神。因此，培养旺盛的心气，用于养目，是调理眼病的关键。

（2）锻炼方法：

①口型：口半张，上下牙齿之间保持一大拇指的距离，嘴唇放松，读字时双目微闭，如图 7. 2. 12 所示。

②发音：“呵——ke”。

③动作：两手掌心向上，手指相对，如图 7. 2. 13 所示，由

冲门穴处沿脾经路线上提，读“呵——”。经腹部至胸部大包穴处，手掌外旋翻转至两眼外侧，中指对准外眼角，如图7.2.14所示，气沿心经路线到小指指端的少冲穴。然后两唇轻合，舌抵上腭，坠肘，手掌与两臂内旋至面前，双手伏面而下，手经胸部腹部自然垂于体侧，导引气血沿膀胱经的路线下行到脚，恢复预备式。

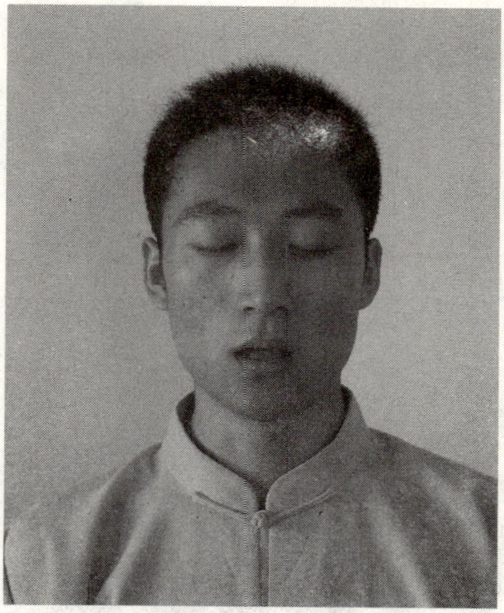

图7.2.12

整节动作、发音做六遍，调息一次。

④循经走向：走脾经、心经、小肠经、膀胱经。读“呵——”字时，引气自足大脚趾内侧隐白穴沿脾经的路线，从腿的内侧上行，经腹部至胸部与心经相接，再沿手臂的内侧到小指指端少冲穴。两臂内旋伏在双眼时，气沿手臂外侧到耳屏前听宫穴；再循手导引的方向引气沿膀胱经的路线下行，经头部、背部、臀部、腿的外侧到第五足趾的至阴穴。做功时，眼部有热、湿、轻松的感觉。

⑤动作要领：发音读字时注意口型不可太小，同时注意声带放松。做动作过程中，中指指向外眼角时注意肘尖向下。

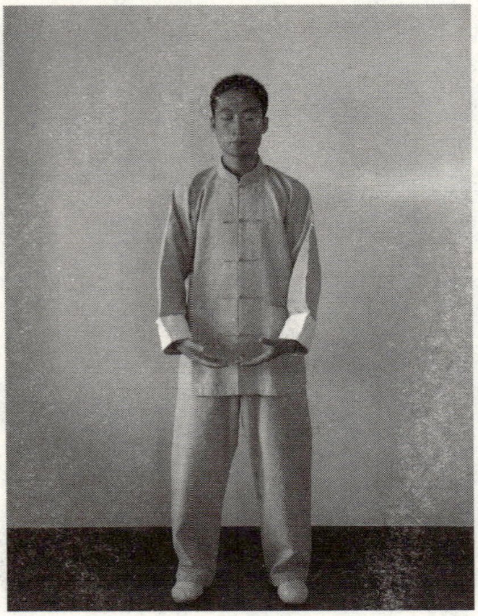

图 7. 2. 13

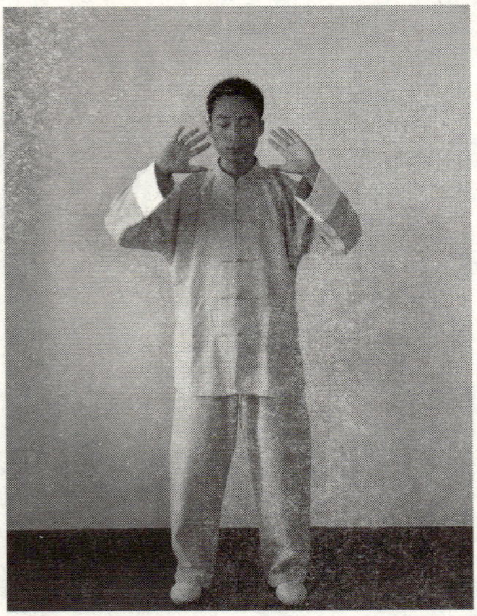

图 7. 2. 14

4. 呼字功

(1) 作用原理：呼字功补脾气。疏导脾胃之气，“脾主升清，胃主降浊”，胃气下降疏导肠道中的食物残渣和毒素排出体外。“脾主运化，为后天之本。”“五脏六腑之精气皆禀受于脾。”脾主升清，脾气上升，才能将精微物质升运于目，进而视物清晰。脾统摄血液在经脉中流行，不出现外溢，目才能获血而滋养。脾气的正常对人体中血液的化生与输布有着重要的作用，目得血而能视，只有气血充足，眼睛才能得到充足的濡养。

(2) 锻炼方法：

①口型：略噘腮，口成筒状，读字时双目微闭，如图 7. 2. 15 所示。

②发音：“呼——hu”。

③动作：两手掌心向上，手指相对，如图 7.2.16 所示，由冲门穴处沿脾经路线上提，读“呵——”。双手经腹部上提到胃脘部，转臂翻掌先下，然后左手上托至头顶，右手下按至小腹前，如图 7.2.16 所示。（在做第二个动作时右手上托，左手下按，两手交替运动。）两唇轻合，舌抵上腭，坠肘，翻转手心向内，左手拂面而下，右手上提，双手交叉与胸前的膻中穴相对，随即反转手心向下，手如按球之状由胸前徐徐下按至腹前，两臂自然下垂，恢复预备式。

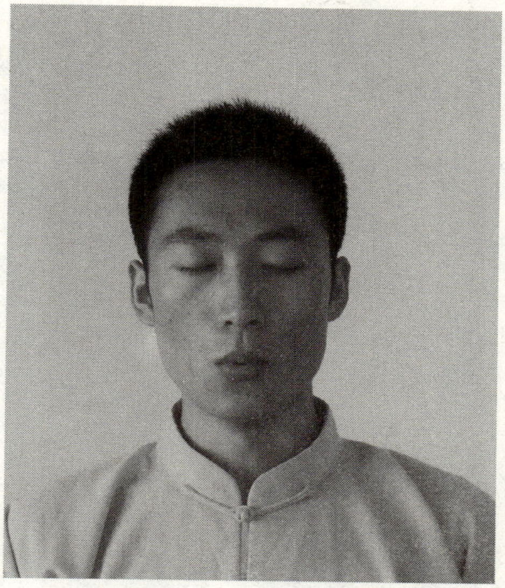

图 7.2.15

整节动作、发音做六遍，调息一次。

④循经走向：走脾经、心经、小肠经、膀胱经。读“呼——”字时，引气自足大脚趾内侧隐白穴沿脾经的路线，从腿的内侧上行，经腹部至胸部与心经相接，再沿手臂的内侧到小指指端少冲穴。两臂内旋伏在双眼时，气沿手臂外侧到耳屏前听宫穴；再循手导引的方向引气沿膀胱经的路线下行，经头部、背部、臀部、腿的外侧到第五足趾的至阴穴。

⑤动作要领：手上托至头顶的过程中，一般手距头顶一拳

的距离，如有高血压的患者手不宜超过头顶，低血压的患者手可以略高。

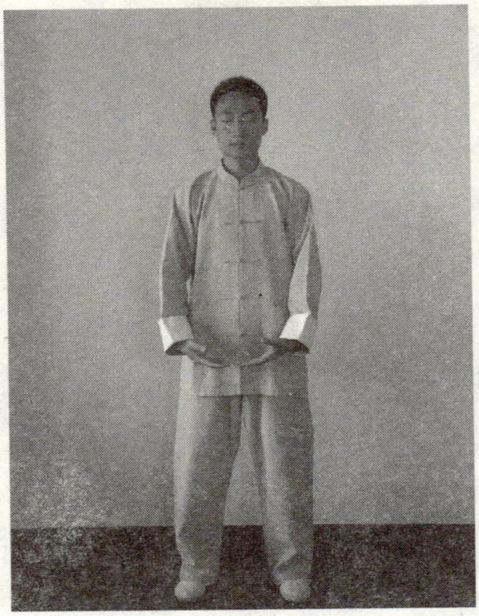

图 7. 2. 16

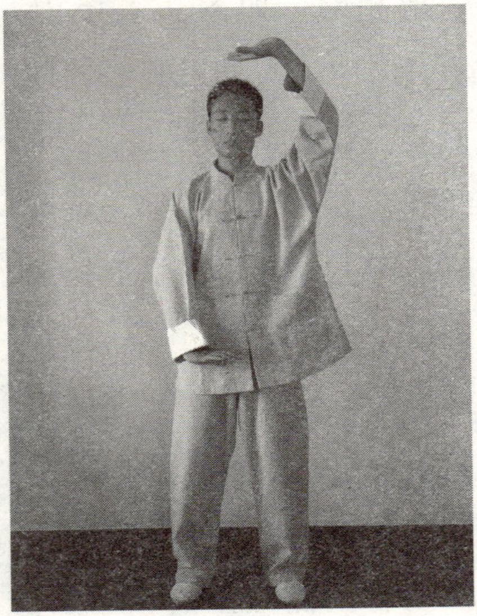

图 7. 2. 17

5. 呬字功

（1）作用原理：呬字功补肺气。肺为气主，气和则目明。“肺主气，气调，则营卫脏腑无所不治”（《类经·藏象类》）。由于肺朝百脉，主一身之气，肺气调和，气血流畅，则脏腑功能正常，五脏六腑精阳之气充足，皆能源源不断地输注入目，所以眼睛能视物清晰。若肺气不足，以致目失所养，则昏暗不明。

（2）锻炼方法：

①口型：张口开颚，爆破发音，声短气长，双目微闭。如

图 7.2.18 所示。

②发音："呬——xia（吓）"。

③动作：两手掌心向上，手指相对，由急脉穴处沿肝经路线上提。经腹部至胸部膻中穴处，翻掌变为立掌，如图 7.2.19 所示。双手左右推开，宽胸推掌，如图 7.2.20 所示。同时读"呬——"，导引气血沿肺经的路线到拇指内侧的少商穴。两唇轻合，舌抵上腭，自然呼吸，以肘为轴，外旋小臂使掌心转而向上，坠肘向内划弧，收到鼻与眉毛之间，手如按球之状由胸前徐徐下按至腹前，两臂自然下垂，恢复预备式。

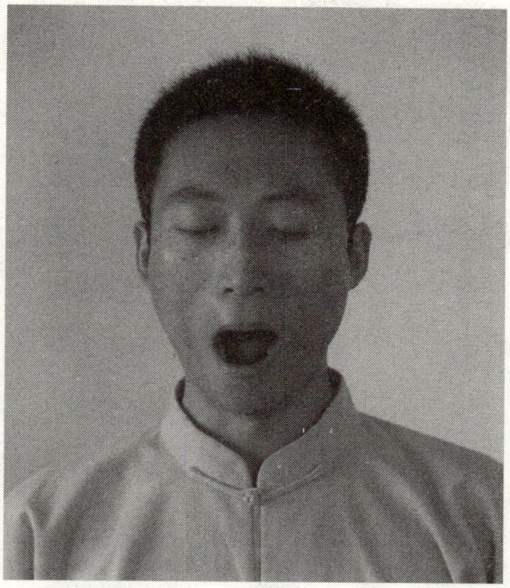

图 7.2.18

整节动作、发音做六次，调息一次。

④循经走向：走肝经、肺经、大肠经、胃经。首先引气自足大脚趾外侧大敦穴沿肝经的路线由腿的内侧上行，经腹部、胸部，在胸部与肺经相接。读"呬"字时，沿手臂内侧到大拇指少商穴。屈肘划弧至面时，气沿大肠经的路线从手臂外侧到鼻孔两旁的迎香穴，再与胃经相接，循胃经路线下行，沿腿的外侧到第二脚趾的厉兑穴。

⑤动作要领：读字时爆发音，呼气时仍然要保持口型，字读尽时两唇轻合。

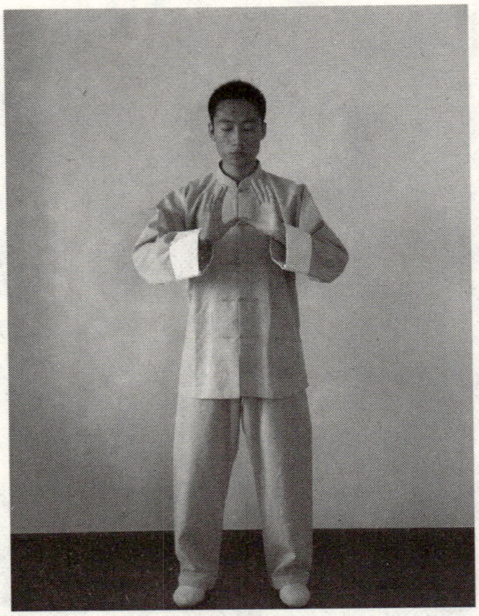

图 7.2.19

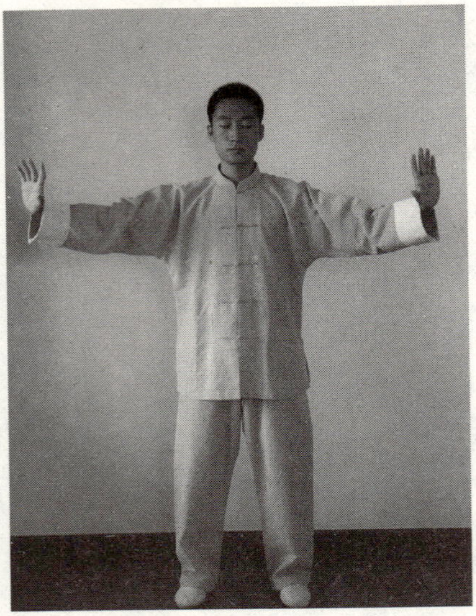

图 7.2.20

6. 吹字功

（1）作用原理：吹字功补肾气。肾为五脏之本，生命之源，肾藏精，精为生命活动的基本物质。肾精是一切脏腑生命活动的原动力，肾精充足则脏腑功能能够有序协作，体现出旺盛的生命力。肾精能生髓，脑为髓之海。目系上属于脑，后出于颈中，肾精充沛，髓海丰满，若肾精亏虚，髓海不足，则头晕耳鸣，视物昏花。肾主津液，津液在目化为

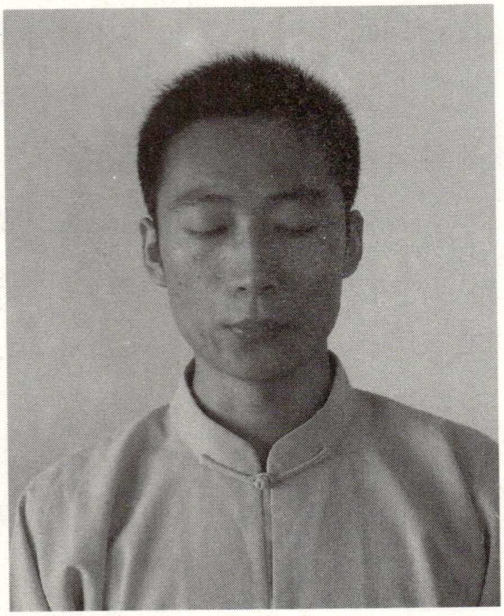

图 7.2.21

神水则为充养之液濡润目珠，肾气充盈视力自然增强。

（2）锻炼方法：

①口型：嘬口，如吹箫之状，读字时保持气流向斜下走，双目微闭，如图 7. 2. 21 所示。

②发音：“吹——chui”。

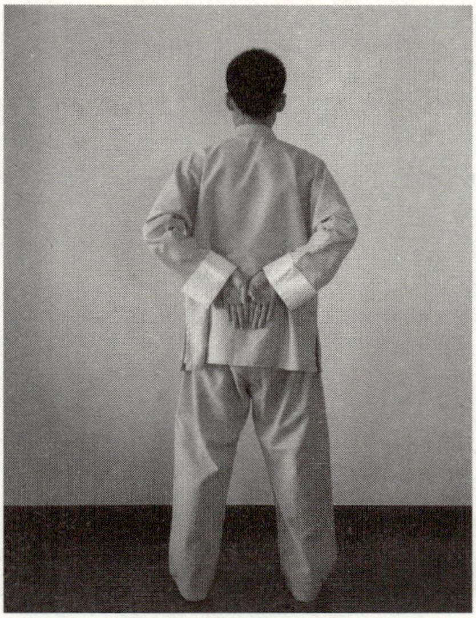

图 7. 2. 22

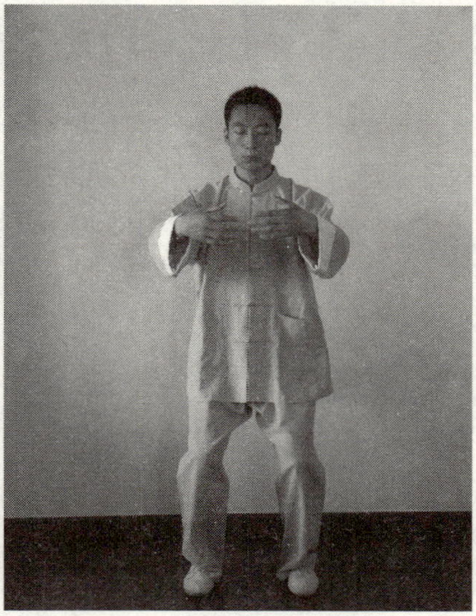

图 7. 2. 23

③动作：两手并放于后背骶骨处，掌心向外，四指向下，如图 7. 2. 22 所示，两手上提经肾俞穴，至腋窝处向前平伸划弧，同时读“吹——”，掌心朝里在胸前抱圆，同时两腿屈膝，如图 7. 2. 23 所示，注意屈膝时上身保持正直，膝盖与足尖垂直。气沿心包经到中指指端中冲穴。两唇轻合，舌抵上腭，屈肘双手至面，继而手如按球之状由胸前徐徐下按至腹前，两臂自然下垂，导引气经胆经路线下行至第四脚趾足窍阴穴，恢复预备式。

整节动作、发音做六遍，调息一次。

④循经走向：走肾经、心包经、三焦经、胆经。读“吹——”字时，引气自足底涌泉穴沿腿的内侧上行，贯脊入肾，在胸部与心包经相接，沿手臂内侧到中指指端中冲穴。双手至面部部时，气沿手臂外侧循三焦经的路线到外眉梢丝竹空穴，再引气循胆经的路线下行，经腿的外侧到第四足趾的窍阴穴。

⑤动作要领：注意屈膝时上身保持正直，膝盖与足尖垂直。双手抱圆时，仍要保持沉肩、坠肘、松腕。

7. 嘻字功

（1）作用原理：嘻字功调理三焦之气。三焦主一身气的运行，有通行元气与运化水谷、疏通水道的功能，故上输入目之精、气、津液无不通过三焦。若三焦功能失常，致水谷精微之消化、吸收和输布、排泄紊乱或发生障碍，则可引起眼部病变。此外，《证治准绳·杂病·七窍门》还指出：目内所涵神水，是“由三焦而发源”。所以，三焦功能失常可致神水衰竭而发生目病。

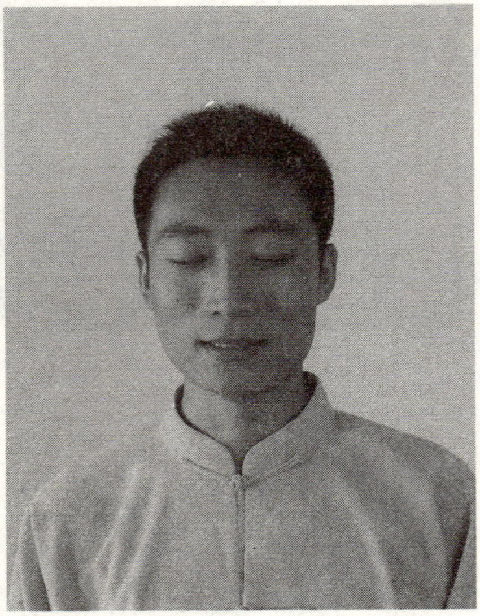

图 7.2.24

（2）锻炼方法：

①口型：唇微启，齿微合，双目微闭如图 7.2.24。

②发音：“嘻——xi”。

③动作：两手掌心向上，手指相对如图7.2.25，大臂不动，小臂上提，沿肾经路线引气上行，读“呵——”。经腹部至胸部膻中穴处，手掌外旋翻转向上，双手托天至头顶，如图7.2.26。两唇轻合，舌抵上腭，双手拂面经外眼角瞳子髎、耳后风池、肩部肩井、胸部日月、体侧京门、臀部环跳双手垂于体侧，导引气经胆经路线下行到脚。恢复预备式。

整节动作、发音做六遍，调息一次。

④循经走向：肾经、心包经、三焦经、胆经。读“嘻——”字时，引气自足底涌泉穴沿腿的内侧上行，贯脊入肾，在胸部与心包经相接，沿手臂内侧到中指指端中冲穴。双手至面部时，气沿手臂外侧循三焦经的路线到外眉梢丝竹空穴，再引气循胆经的路线下行，经腿的外侧到第四足趾的窍阴穴。

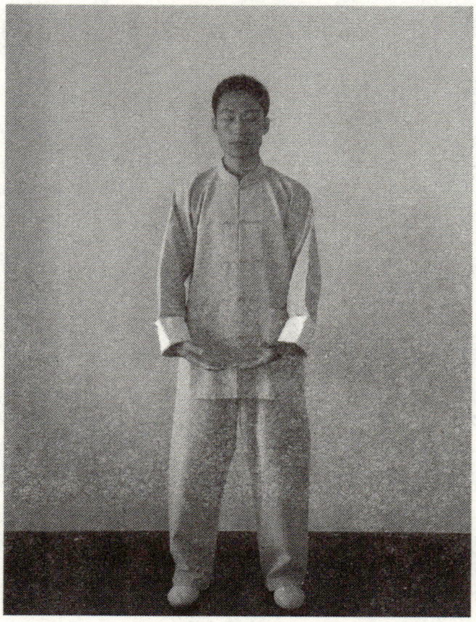

图7.2.25

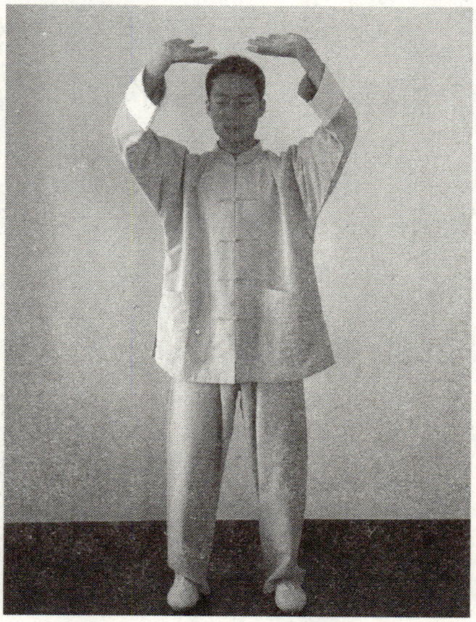

图7.2.26

⑤动作要领：手上托天的过程中，一般手距头顶一拳的距离，如有高血压的患者，手不宜超过头顶，低血压的患者手可以略高。

8. 收功

身体放松，调息一次。双手放于小腹前，两手重叠，男的把左手放在下面，女的把右手放在下面，大鱼际对准肚脐位置，手掌心劳宫穴自然对准气海穴，意想小腹热。恢复预备式。

第四节　自我锻炼调理中的注意事项

在进行眼保健自我锻炼调理的过程中有几点是需要注意的：

（1）锻炼的过程要尽量做到放松，身体放松，气血的运行才不受阻滞；心理放松，调畅情志气血才能自然运行。

（2）锻炼中有许多动作、神情、意念的要领是十分值得注意的。运气之说有二：一曰养气，二曰练气。《三心练气说》中称，“三心要并，是顶心、手心、脚心。顶心要紧，手心要扣，脚心要扣。三者齐扣，使气会于一处。顶心不紧则张，气散意乱，气不能入于丹田。脚心不扣则张，下肢欲使进退，足根无力，步法则乱，气不能返于丹田。手心不收扣则张，上肢搏转无力，气不能收于丹田。三心齐扣，而气始可归于丹田。丹田之气足，发于脾脏，由脾脏发于四肢也。”只有掌握该要领，才能做到“紧而不僵，松而不泄”。

在意念方面，《六意连络论》中称，“六意要连者，脑意、心意、气意、力意、筋意、血意，六者连而为一，即所谓内六合也。故六者，以脑为谋，以心为主，气为元帅，力为将士。筋能生津液，血能养气者，盖血不充则气不足，脑心虽有主谋亦无所用。故血养足，筋力练好，而后可以外帅筋力意，内应脑心意，六意之连，亦以气血为先者。”

（3）在自我锻炼期间要尽量避免过度用眼，以及保持正确用眼，减少视疲劳的出现，为视力问题的改善提供良好的客观环境。

（4）按照要求应当每天坚持练习，当自我视力得到改善之时，信心自然增强。

（5）饮食起居要有规律。保持每日三餐，重视早餐营养。按时作息，保障足够的睡眠时间。

附录一：

眼健康经络调理实例

目前，儿童、青少年近视发病率日益增高，严重影响着他们的生活、学习及生长发育，已引起家长和全社会的广泛关注。

近三年来，国际眼健康联合会北京国际爱眼中心举办了多次经络调理班，以 2009 年 5 月～2010 年 9 月期间的培训班为例，参加调理的青少年占总人数 75%，其中屈光不正占 70%，弱视占 15%，疑难眼病占 15%。总有效率为 95%，显效率为 80%。

以下对部分典型实例介绍作出分析，以供参考。

1. **屈光不正**

（1）孙××，男，12 岁，河北人。

病情：此人屈光不正 OD －3. 50　OS －3. 75，伴肝气不和，脾肾两虚。

调理方案：经络调理 7 次，青少年健目操、自我捶疗经络调理。（经络调理主要以脾经和肝经为主。）

调理前后对比：原始视力 OD：0. 4　OS：0. 25

调理后视力 OD：0. 8　OS：0. 8

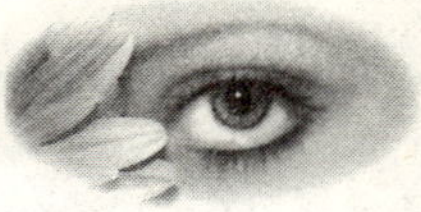

（2）姚××，女，8岁，上海人。

病情：此人屈光不正 OD -5.25　OS -5.00，因早产和缺氧而导致先天之气不足。

调理方案：经络调理7次，青少年健目操、自我捶疗经络调理。（经络调理主要以肾脾两经为主。）

调理前后对比：原始视力 OD：0.6矫　OS：0.8^{-3}矫

调理后视力 OD：1.0矫　OS：1.0矫

（3）王×，女，11岁，青岛人。

病情：此人屈光不正，伴有视网膜色素变性家族史，8岁起开始近视，易发烧、感冒。

调理方案：经络调理6次，青少年健目操和自我捶疗经络调理。（经络调理主要以脾经和肾经为主。）

调理前后对比：原始视力 OD：0.4　OS：0.3

调理后视力 OD：0.8　OS：0.8

（4）闫×，女，41岁，大连人。

病情：此人屈光不正 OD -2.00　OS -2.00，伴有腰椎病和颈椎病。

调理方案：经络调理12次，成人健目功和六字诀。（经络调理主要以肝肾两经和肩颈、腰骶的一些穴位为主。）

调理前后对比：原始视力 OD：0.4　OS：0.5

调理后视力 OD：0.8　OS：0.8

（5）刘×，女，11岁，天津。

病情：此人高度近视OD－800　OS－800，平素身体虚弱、皮肤较黑、食欲不佳、容易头晕，舌红苔薄黄，脉弦滑无力。

调理方案：经络调理两个疗程，自我捶疗经络调理、青少年儿童健目功。（经络调理主要以肝脾两经为主。）

调理的前后对比：原始视力：OD：0.5矫　OS：0.8矫

调理后视力：ON：1.5矫

（6）刘×，男，10岁，广东人。

病情：此人五年前开始近视，每年增长100度，后发展为弱视；体形偏瘦，伴急躁易怒（脾胃虚弱、肝气不舒）。

调理方案：经络调理两个疗程，自我捶疗经络调理、青少年儿童健目操。（经络调理主要以脾经和肝经为主。）

调理前后对比：原始视力ON：0.1

调理后视力：ON：0.4

2. 眼球震颤

（1）陈××，女，9岁，湖南人。

病情：此人患眼球震颤、高度近视。

调理方案：经络调理7次，青少年健目操、自我捶疗经络调理。（经络调理主要以肾经为主。）

调理前后对比：原始视力OD：0.8矫　OS：0.5矫

调理后视力OD：1.0矫　OS：0.9矫

（2）彭××，男，6岁，北京人。

病情：此人在1岁时发现有斜视，眼球震颤。

调理方案：经络调理陆续2个月，并配合每天练习青少年健目操、自我捶疗经络调理。（经络调理主要以肾经和脾经为主。）

调理前后对比：原始视力OD：0.3矫　OS：0.25矫

调理后视力OD：1.0矫　OS：1.0矫

3. **黄斑裂孔、白内障**

（1）余××，女，65岁，湖北人。

病情：此人患黄斑裂孔、白内障，并伴有高血压，甲状腺机能减退，高血脂，卵巢囊肿。

调理方案：经络调理7次，成人健目功、自我捶疗经络调理。（经络调理主要以肝经为主。）

调理前后对比：原始视力OD：0.02　OS：0.3

调理后视力OD：0.2/2米　OS：0.8^{-2}

（2）龙×，男，47岁，北京人。

病情：此人患高眼压症，2010年5月2日查眼压为OD20mmHg OS 16mmHg（2：00PM）。

调理方案：经络调理10次，成人健目功、六字诀、自我经络调理。（经络调理主要以肾经为主。）

调理前后对比：原始视力OD：1.2　OS：1.5^{-2}

调理后视力OD：2.0　OS：2.0

（3）袁×，男，40岁，加拿大籍华人。

病情：此人患原发性视神经萎缩，有遗传史。2008年12月查出左眼后极部视网膜功能轻中度受损，右眼黄斑功能重度受损，经医院诊断后为近视、全色盲、原发性视神经萎缩。

调理方案：经络调理5个疗程，成人健目功、六字诀、自我经络调理。（经络调理主要以肾经为主。）

调理前后对比：原始视力：OD：0.4矫　OS：0.5矫

调理后视力：ON：1.0矫

4. **弱视**

（1）陈××，男，12岁，湖北人。

病情：此人患弱视、斜视。

调理方案：经络调理7次，儿童健目操、自我捶疗经络调理。（经络调理主要以肝肾两经为主。）

调理前后对比：原始视力OD：1.5　OS：0.15

调理后视力OD：1.5　OS：0.4

（2）梅×，男，6岁，河南人。

病情：此人患弱视、屈光不正，圆锥角膜。

调理方案：经络调理10次，青少年儿童健目操、自我经络调理。（经络调理主要以肾经为主。）

调理前后对比：原始视力：ON：0.5矫

调理后视力：ON：1.2矫

5. **高度近视引起眼底病**

（1）魏×，男，36岁，北京人。

病情：此人因高度近视而引起开角型青光眼，眼压ON16hmg。屈光度是OD－10.05　OS－10.50。

调理方案：经络调理7次，成人健目功、自我捶疗。（经络调理主要以肝经和胆经为主。）

调理前后对比：原始视力OD：0.4矫　OS：0.4矫

调理后视力OD：0.8矫　OS：0.8矫

（2）侯×，女，52岁，美籍华人。

病情：此人患高度近视，玻璃体混浊，伴严重视疲劳OD－6.50　OS－6.50。高中时开始近视，ON－4.00，花眼、飞蚊症，现视疲劳加重，眼干涩，畏光，伴有心慌，颈背部、腰部疼痛，高血脂，疲劳感增强，时感胃胀满，四肢畏冷等症状。

调理方案：通过5次经络调理，并配合每天练习成人养气键目功、六字诀和自我捶疗经络调理。

调理前后对此：原始视力OD：0.6矫　OS：0.8矫

调理后视力OD：1.0矫　OS：1.0矫

6. **视网膜色素变性**

（1）王××，男，40岁，青岛人。

病情：此人患视网膜色素变性（晚期），患者自我感觉看远有色觉感，近处不明显。

调理方案：通过10次经络调理，并配合每天练习成人健目功、六字诀和自我捶疗经络调理。

调理前后对此：原始视力 OD：0.05　OS：0.12

调理后视力 OD：0.1　OS：0.4^{-2}

（2）王××，男，33岁，青岛人。

病情：此人患视网膜色素变性（中期），右眼有外伤史。屈光不正 OD：－4.50　OS：－3.50（脾胃虚弱、气血不足）。

调理方案：经络调理5次、成人健目功和自我捶疗经络调理。（经络调理主要以肾经和脾经为主。）

调理前后对比：原始视力 OD：0.3矫　OS：0.4矫

调理后视力 OD：0.4矫　OS：0.7矫

7. 视疲劳

视疲劳是眼部或全身器质性因素与精神因素相互交织的综合症。

提出运用经络捶疗调理法，结合现代检查技术，客观评价其改善视疲劳的效果。

（1）病例来源：北京中医药大学04级中医学硕士研究生在导师金明教授的指导下，进行了“传统医学经络调理法改善视疲劳的临床观察”。观察病例均来源于2010.7～2011.3就诊于中日友好医院眼科门诊和北京中医药大学的患者，共50例100只眼。

患者均为双眼发病，其中，性别：男性13例，女性37例。

年龄：年龄最大的患者为35岁，最小为19岁，平均年龄为25.90±3.72岁。

（2）课题研究采用的调理方法：

ⅰ经络捶疗调理法，隔日 1 次，30 分钟/次。调理 1 个疗程，共 14 天。

ⅱ采用自我经络调理法中的以六字诀为基础演化的眼保健功法，每日练习 1 次。

（3）疗效结果：

显效 31 例，占 62%，有效 18 例，占 36%，无效 1 例，占 2%，总有效率达 98%。

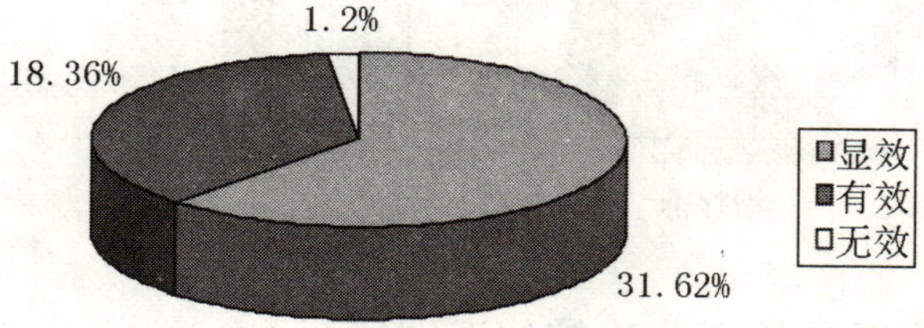

调理前后调节灵敏度比较（$\bar{x} \pm s$）

	治疗前	治疗后	差值	P
调节灵敏度	8.75 ±2.49	9.01 ±2.30	-0.26 ±0.90	<0.05

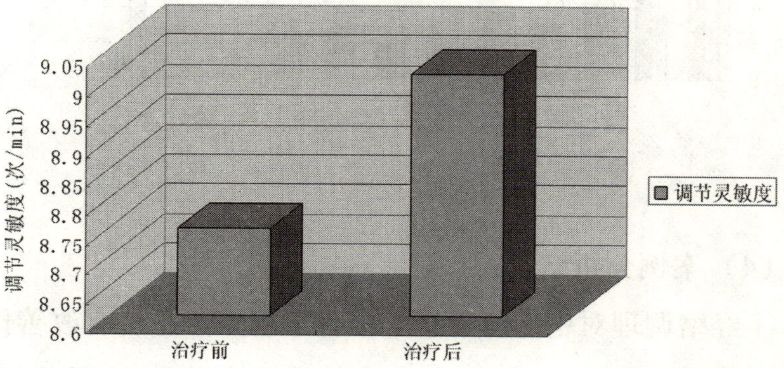

调理前后融合范围比较（$\bar{x}\pm s$）

	治疗前	治疗后	差值	P
融合范围	25.26±6.53	25.86±5.79	-0.60±2.29	>0.05

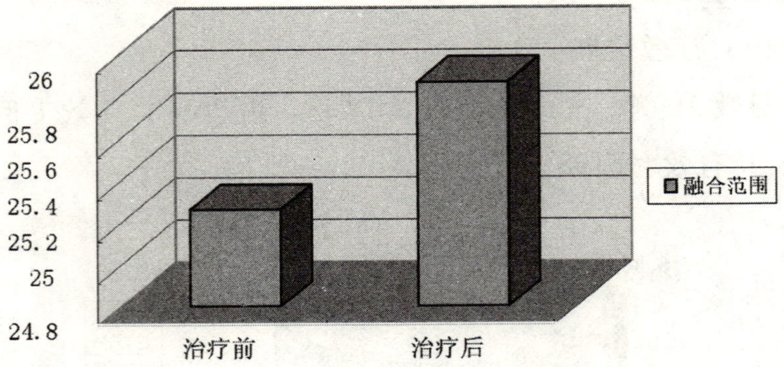

调理前后症状评分比较如下图所示：

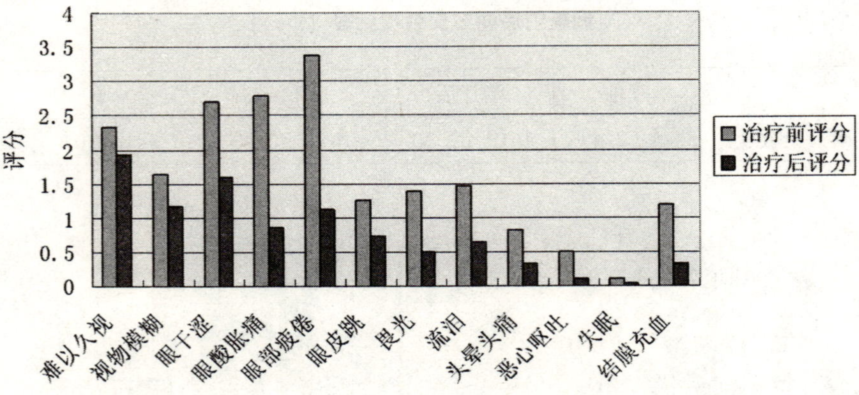

（4）案例分析结论：

ⅰ经络调理对中低度近视的中青年视疲劳患者有改善作用；

ⅱ经络调理可一定程度地改善视疲劳患者的调节与集合

功能；

ⅲ经络调理主要是通过调整阴阳、调和气血、调节肌肉，从而改善视疲劳症状；

ⅳ经络调理通过促进和改善血液循环与神经兴奋可改善眼睛的调节与集合能力。

综上所述，通过捶疗式经络调理、自我捶疗经络调理和练习健目功、六字诀，可减轻近视度数，提高视力。坚持自我调理者，则可摘掉眼镜。对于那些疑难眼病的患者，则可控制病情的发展，改善视力。可以相信，只要大家不断坚持努力，就都能拥有一双明亮的眼睛！

附录二：

十二经脉与任督二脉穴位的定位

	名称	定位
手太阴肺经	中府	位于胸外侧部，云门下 1 寸，平第一肋间隙处，距前正中线 6 寸。
	云门	位于胸外侧部，肩胛骨喙突上方，锁骨下窝凹陷处，距前正中线6 寸。
	天府	位于上臂内侧面，肱二头肌桡侧缘，腋前纹头下 3 寸处。
	侠白	位于上臂内侧面，肱二头肌桡侧缘，腋前纹头下 4 寸。
	尺泽	位于肘横纹中，肱二头肌腱桡侧凹陷处。
	孔最	位于前臂掌面桡侧，尺泽与太渊连线上，腕横纹上 7 寸处。
	列缺	位于前臂桡侧缘，桡骨茎突上方，腕横纹上 1.5 寸，肱桡肌与拇长展肌腱之间。
	经渠	位于前臂掌面桡侧，桡骨茎突与桡动脉之间凹陷处，腕横纹上1寸。
	太渊	位于腕掌侧横纹桡侧，桡动脉搏动处。
	鱼际	位于手拇指本节（第一掌指关节）后凹陷处，约第一掌骨中点桡侧，赤白肉际处。
	少商	位于手拇指末节桡侧，距指甲角 0.1 寸。

经脉	名称	定位
手厥阴心包经	天池	位于胸部，第四肋间隙，乳头外1寸，前正中线旁开5寸。
	天泉	位于臂内侧，腋前纹头下2寸，肱二头肌的长、短头之间。
	曲泽	位于肘横纹中，肱二头肌腱的尺侧缘。
	郄门	位于前臂掌侧，曲泽与大陵的连线上，腕横纹上5寸。
	间使	位于前臂掌侧，曲泽与大陵的连线上，腕横纹上3寸，掌长肌腱与桡侧腕屈肌腱之间。
	内关	位于前臂掌侧，曲泽与大陵的连线上，腕横纹上2寸，掌长肌腱与桡侧腕屈肌腱之间。
	大陵	位于腕掌横纹的中点处，掌长肌腱与桡侧腕屈肌腱之间。
	劳宫	位于手掌心，第二、三掌骨之间偏于第三掌骨，握拳屈指的中指尖处。
	中冲	位于手中指末节尖端中央。

经脉	名称	定位
手少阴心经	极泉	位于腋窝顶点，上臂外展，腋动脉搏动处。
	青灵	位于臂内侧，极泉与少海的连线上，肘横纹上3寸，肱二头肌的尺侧沟中。
	少海	位于屈肘，肘横纹内侧端与肱骨内上髁连线的中点处。
	灵道	位于前臂掌侧，尺侧腕屈肌腱的桡侧缘，腕横纹上1.5寸。
	通里	位于前臂掌侧，尺侧腕屈肌腱的桡侧缘，腕横纹上1寸。
	阴郄	位于前臂掌侧，尺侧腕屈肌腱的桡侧缘，腕横纹上0.5寸。
	神门	位于腕部，腕掌侧横纹尺侧端，尺侧腕屈肌腱的桡侧凹陷处。
	少府	位于手掌面，第四、五掌骨之间，握拳时，小指尖处与无名指指端之间。
	少冲	位于小指末节桡侧，距指甲角0.1寸。

	名称	定位
足厥阴肝经	大敦	位于足大趾末节外侧，距趾甲角0.1寸。
	行间	位于足背侧，第一、二趾间，趾蹼缘的后方赤白肉际处。
	太冲	位于足背侧，第一跖骨结合部前方凹陷处。
	中封	位于足背侧，足内踝前，商丘与解溪连线之间，胫骨前肌腱的内侧凹陷处。
	蠡沟	位于小腿内侧，足内踝尖上5寸，胫骨内侧面的中央。
	中都	位于小腿内侧，足内踝尖上7寸，胫骨内侧面的中央。
	膝关	位于小腿内侧，胫骨内上髁的后下方，阴陵泉后1寸，腓肠肌内侧头的上部。
	曲泉	位于膝内侧，屈膝，膝内侧横纹头上方凹陷中，股骨内侧髁的后缘，半腱肌、半膜肌止端的前缘凹陷处。
	阴包	位于大腿内侧，股骨上髁上4寸，股内肌与缝匠肌之间。
	足五里	位于大腿内侧，气冲直下3寸，大腿根部，耻骨结节的下方，长收肌的外缘。
	阴廉	位于大腿内侧，气冲直下2寸，大腿根部，耻骨结节的下方，长收肌的外缘。
	急脉	位于耻骨结节的外侧，气冲外下腹股沟股动脉搏动处，前正中线旁开2.5寸。
	章门	位于侧腹部，第11肋游离端的下方。
	期门	位于胸部，乳头直下，第六肋间隙，前正中线旁开4寸。

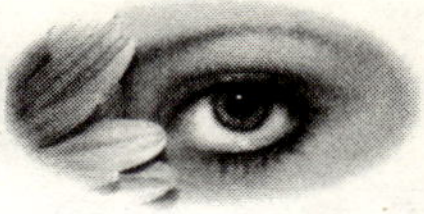

	名称	定位
足太阴脾经	隐白	位于足大趾末节内侧，距趾甲角0.1寸。
	大都	位于足内侧缘，足大趾本节（第一跖趾关节）前下方赤白肉际凹陷处。
	太白	位于足内侧缘，足大趾本节（第一跖骨关节）后下方赤白肉际凹陷处。
	公孙	位于足内侧缘，第一跖骨基底部的前下方，赤白肉际处；在太白后约1寸。
	商丘	位于足内踝前下方凹陷中，舟骨结节与内踝尖连线的中点处。
	三阴交	位于小腿内侧，足内踝尖上3寸，胫骨内侧缘后方。
	漏谷	位于小腿内侧，内踝尖与阴陵泉的连线上，距内踝尖6寸，胫骨内侧缘后方。
	地机	位于小腿内侧，内踝尖与阴陵泉的连线上，阴陵泉下3寸。
	阴陵泉	位于小腿内侧，胫骨内侧踝后下方凹陷处。
	血海	位于屈膝，在大腿内侧，髌底内上缘上2寸，股四头肌内侧头的隆起处。
	箕门	位于大腿内侧，血海与冲门连线上，血海直上6寸。
	冲门	位于腹股沟外侧，距耻骨联合上缘中点3.5寸，髂外动脉搏动处的外侧。
	府舍	位于下腹部，脐中下4寸，冲门上方0.7寸，距前正中线4寸。
	腹结	位于下腹部，大横下1.3寸，距前正中线4寸。
	大横	位于腹中部，距脐中4寸。
	腹哀	位于上腹部，脐中上3寸，距前正中线4寸。
	食窦	位于胸外侧部，第五肋间隙，距前正中线6寸。
	天溪	位于胸外侧部，第四肋间隙，距前正中线6寸。
	胸乡	位于胸外侧部，第三肋间隙，距前正中线6寸。
	周荣	位于胸外侧部，第二肋间隙，距前正中线6寸。
	大包	位于侧胸部，腋中线上，第六肋间隙处。

	名称	定 位
足少阴肾经	涌泉	位于足底部，卷足时足前部凹陷处，约第二、三趾趾指缝纹头端与足跟连线的前1/3与后2/3交点上。
	然谷	位于足内侧缘，足舟骨粗隆下方，赤白肉际。
	太溪	位于足内侧，内踝后方，内踝尖与跟腱之间的凹陷处。
	大钟	位于足内侧，内踝下方，跟腱附着部的内侧前方凹陷处。
	水泉	位于足内侧，内踝后下方，太溪直下1寸，跟骨结节的内侧凹陷处。
	照海	位于足内侧，内踝尖下方凹陷处。
	复溜	位于小腿内侧，太溪直上2寸，跟腱的前方。
	交信	位于小腿内侧，太溪直上2寸，复溜前0.5寸，胫骨内侧缘的后方。
	筑宾	位于小腿内侧，太溪与阴谷的连线上，太溪上5寸，腓肠肌肌腹的内下方。
	阴谷	位于腘窝内侧，屈膝时，半腱肌肌腱与半膜肌肌腱之间。
	横骨	位于下腹部，脐中下5寸，前正中线旁开0.5寸。
	大赫	位于下腹部，脐中下4寸，前正中线旁开0.5寸。
	气穴	位于下腹部，脐中下3寸，前正中线旁开0.5寸。
	四满	位于下腹部，脐中下2寸，前正中线旁开0.5寸。
	中注	位于下腹部，脐中下1寸，前正中线旁开0.5寸。
	肓俞	位于腹中部，脐中旁开0.5寸。
	商曲	位于上腹部，脐中上2寸，前正中线旁开0.5寸。
	石关	位于上腹部，脐中上3寸，前正中线旁开0.5寸。
	阴都	位于上腹部，脐中上4寸，前正中线旁开0.5寸。
	腹通谷	位于上腹部，脐中上5寸，前正中线旁开0.5寸。
	幽门	位于上腹部，脐中上6寸，前正中线旁开0.5寸。
	步廊	位于胸部，第五肋间隙，前正中线旁开2寸。
	神封	位于胸部，第四肋间隙，前正中线旁开2寸。
	灵墟	位于胸部，第三肋间隙，前正中线旁开2寸。
	神藏	位于胸部，第二肋间隙，前正中线旁开2寸。
	彧中	位于胸部，第一肋间隙，前正中线旁开2寸。
	俞府	位于胸部，锁骨下缘，前正中线旁开2寸。

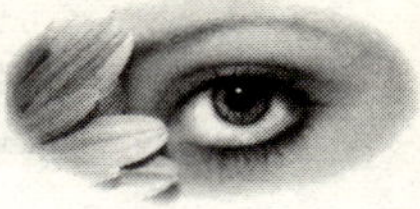

	名称	定位
手阳明大肠经	商阳	位于手食指末节桡侧，距指甲角0.1寸。
	二间	位于微握拳，手食指本节（第二掌指关节）前桡侧凹陷中。
	三间	位于微握拳，在手食指本节（第二掌指关节）后桡侧凹陷处。
	合谷	位于手背，第一、二掌骨间，第二掌骨桡侧的中点处。
	阳溪	位于腕背横纹桡侧，手拇指向上翘时，拇短伸肌腱与拇长伸肌腱之间的凹陷中。
	偏历	位于屈肘，在前臂背面桡侧，阳溪与曲池连线上，腕横纹上3 寸处。
	温溜	位于屈肘，在前臂背面桡侧，阳溪与曲池连线上，腕横纹上5 寸处。
	下廉	位于前臂背面桡侧，阳溪与曲池连线上，肘横纹下4 寸处。
	上廉	位于前臂背面桡侧，阳溪与曲池连线上，肘横纹下3 寸处。
	手三里	位于前臂背面桡侧，阳溪与曲池连线上，肘横纹下2 寸处。
	曲池	位于肘横纹外侧端，屈肘，尺泽与肱骨外上髁连线中点。
	肘髎	位于臂外侧，屈肘，曲池上方1寸，肱骨边缘处。
	手五里	位于臂外侧，曲池与肩髃连线上，曲池上3 寸处。
	臂臑	位于臂外侧，三角肌止点处，曲池与肩髃连线上，曲池上7寸处。
	肩髃	位于臂外侧，三角肌上，臂外展或向前平伸时，肩峰前下方向凹陷处。
	巨骨	位于肩上部，锁骨肩峰端与肩胛冈之间凹陷处。
	天鼎	位于颈外侧部，胸锁乳突肌后缘，结喉旁，扶突与缺盆连线中点。
	扶突	位于颈外侧部，结喉旁，胸锁乳突肌前、后缘之间。
	口禾髎	位于上唇部，鼻孔外缘直下，平水沟穴。
	迎香	位于鼻翼外缘中点旁，鼻唇沟中间。

	名称	定位
手少阳三焦经	关冲	位于手环指末尺侧，距指甲角0.1寸。
	液门	位于手背部，第四、五指间，指蹼缘后方赤白肉际处。
	中渚	位于手背部，环指本节（掌指关节）的后方，第四、五掌骨间凹陷处。
	阳池	位于腕背横纹中，指总伸肌腱的尺侧缘凹陷处。
	外关	位于前臂背侧，阳池与肘尖的连线上，腕背横纹上2寸，尺骨与桡骨之间。
	支沟	位于前臂背侧，阳池与肘尖的连线上，腕背横纹上3寸，尺骨与桡骨之间。
	会宗	位于前臂背侧，腕背横纹上3寸，支沟尺侧，尺骨的桡侧缘。
	三阳络	位于前臂背侧，腕背横纹上4寸，尺骨与桡骨之间。
	四渎	位于前臂背侧，阳池与肘尖的连线上，肘尖下5寸，尺骨与桡骨之间。
	天井	位于臂外侧，屈肘时，肘尖直上1寸凹陷处。
	清冷渊	位于臂外侧，屈肘时，肘尖直上2寸，即天井上1寸。
	消泺	位于臂外侧，清冷渊与臑会连线中点处。
	臑会	位于臂外侧，肘尖与肩髎的连线上，肩髎下3寸，三角肌的后下缘。
	肩髎	位于肩部，肩髃后方，臂外展时，于肩峰后下方呈现凹陷处。
	天髎	位于肩胛部，肩井与曲垣的中间，肩胛骨上角处。
	天牖	位于颈侧部，乳突的后下方，平下颌角，胸锁乳突肌的后缘。
	翳风	位于耳垂后方，乳突与下颌角之间的凹陷处。
	瘛脉	位于头部，耳后乳突中央，角孙与翳风之间，沿耳轮连线的中、下1/3的交点处。
	颅息	位于头部，角孙与翳风之间，沿耳轮连线的上、中1/3的交点处。
	角孙	位于头部，折耳廓向前，耳尖直上入发际处。
	耳门	位于面部，耳屏上切迹的前方，下颌骨髁状突后缘，张口有凹陷处。
	耳和髎	位于头侧部，鬓发后缘，平耳廓根之前方，颞浅动脉的后缘。
	丝竹空	位于面部，眉梢凹陷处。

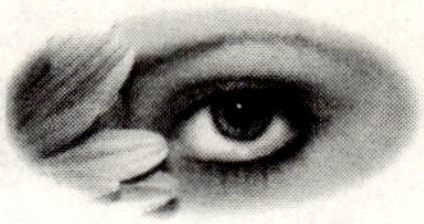

	名称	定位
手太阳小肠经	少泽	位于小指末节尺侧，距指甲角0.1寸。
	前谷	位于手掌尺侧，微握拳，小指本节（第五指掌关节）前的掌指横纹头赤白肉际。
	后溪	位于手掌尺侧，微握拳，小指本节（第五指掌关节）后的远侧掌横纹头赤白肉际。
	腕骨	位于手掌尺侧，第五掌骨基底与钩骨之间的凹陷处，赤白肉际。
	阳谷	位于手腕尺侧，尺骨茎突与三角骨之间的凹陷处。
	养老	位于前臂背面尺侧，尺骨小头近端桡侧凹缘中。
	支正	位于前臂背面尺侧，阳谷与小海的连线上，腕背横纹上5寸。
	小海	位于肘内侧，尺骨鹰嘴与肱骨内上髁之间凹陷处。
	肩贞	位于肩关节后下方，臂内收时，腋后纹头上1寸。
	臑俞	位于肩部，腋后纹头直上，肩胛冈下缘凹陷中。
	天宗	位于肩胛部，冈下窝中央凹陷处，与第4胸椎相平。
	秉风	位于肩胛部，冈上窝中央，天宗直上，举臂有凹陷处。
	曲垣	位于肩胛部，冈上窝内侧端，臑俞与第2胸椎棘突连线的中点处。
	肩外俞	位于背部，第一胸椎棘突下，旁开3寸。
	肩中俞	位于背部，第七颈椎棘突下，旁开2寸。
	天窗	位于颈外侧部，胸锁乳突肌的后缘，扶突后，与喉结相平。
	天容	位于颈外侧部，下颌角的后方，胸锁乳突肌的前缘凹陷中。
	颧髎	位于面部，目外眦直下，颧骨下缘凹陷处。
	听宫	位于面部，耳屏前，下颌骨髁状突的后方，张口时呈凹陷处。

	名称	定位
足阳明胃经	承泣	位于面部，瞳孔直下，眼球与眶下缘之间。
	四白	位于面部，瞳孔直下，眶下孔凹陷处。
	巨髎	位于面部，瞳孔直下，平鼻翼下缘处，鼻唇沟外侧。
	地仓	位于面部，口角外侧，上直对瞳孔。
	大迎	位于下颌角前方，咬肌附着部前缘，面动脉搏动处。
	颊车	位于面颊部，下颌角前上方约1横指（中指），咀嚼时咬肌隆起，按之凹陷处。
	下关	位于面部耳前方，颧弓与下颌切迹所形成的凹陷中。
	头维	位于头侧部，额角发际上0.5寸，头正中线旁4.5寸。
	人迎	位于颈部，喉结旁，胸锁乳突肌的前缘，颈总动脉搏动处。
	水突	位于颈部，胸锁乳突肌的前缘，人迎与气舍连线的中点。
	气舍	位于颈部，锁骨内侧端的上缘，胸锁乳突肌的胸骨头与锁骨头之间。
	缺盆	位于锁骨上窝中央，距前正中线4寸。
	气户	位于胸部，锁骨中点下缘，距前正中线4寸。
	库房	位于胸部，第一肋间隙，距前正中线4寸
	屋翳	位于胸部，第二肋间隙，距前正中线4寸。
	膺窗	位于胸部，第三肋间隙，距前正中线4寸。
	乳中	位于胸部，第四肋间隙，乳头中央，距前正中线4寸。
	乳根	位于胸部，乳头直下，乳房根部，第5肋间隙，距前正中线4寸。
	不容	位于上腹部，脐中上6寸，距前正中线2寸。
	承满	位于上腹部，脐中上5寸，距前正中线2寸。
	梁门	位于上腹部，脐中上4寸，距前正中线2寸。
	关门	位于上腹部，脐中上3寸，距前正中线2寸。
	太乙	位于上腹部，脐中上2寸，距前正中线2寸

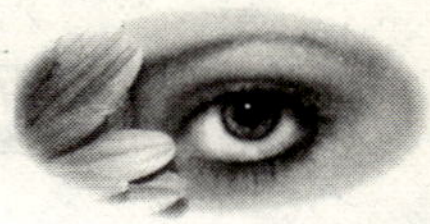

	名称	定位
足阳明胃经	滑肉门	位于上腹部，脐中上1寸，距前正中线2寸。
	天枢	位于腹中部，平脐中，距脐中2寸。
	外陵	位于下腹部，脐中下1寸，距前正中线2寸。
	大巨	位于下腹部，脐中下2寸，距前正中线2寸。
	水道	位于下腹部，脐中下3寸，距前正中线2寸。
	归来	位于下腹部，脐中下4寸，距前正中线2寸
	气冲	位于腹股沟稍上方，脐中下5寸，距前正中线2寸。
	髀关	位于大腿前面，髂前上棘与髌底外侧端的连线上，屈髋时，平会阴，居缝匠肌外侧凹陷处。
	伏兔	位于大腿前面，髂前上棘与髌底外侧外侧端的连线上，髌底上6寸。
	阴市	位于大腿前面，髂前上棘与髌底外侧端的连线上，髌底上3寸。
	梁丘	屈膝，大腿前面，髂前上棘与髌底外侧端的连线上，髌底上2寸。
	犊鼻	屈膝，在膝部，髌骨与髌韧带外侧凹陷中。
	足三里	位于小腿前外侧，犊鼻下3寸，距胫骨前缘一横指（中指）。
	上巨虚	位于小腿前外侧，犊鼻下6寸，距胫骨前缘一横指（中指）。
	条口	位于小腿前外侧，犊鼻下8寸，距胫骨前缘一横指（中指）。
	下巨虚	位于小腿前外侧，犊鼻下9寸，距胫骨前缘一横指（中指）。
	丰隆	位于小腿前外侧，外踝尖上8寸，距胫骨前缘二横指（中指）。
	解溪	位于足背与小腿交界处的横纹中央凹陷处，拇长伸肌腱与趾长伸肌腱之。
	冲阳	位于足背最高处，拇长伸肌腱和趾长伸肌腱之间，足背动脉搏动处。
	陷谷	位于足背，第二、三跖骨结合部前方凹陷处。
	内庭	位于足背，第二、三跖骨结合部前方凹陷处。
	厉兑	位于足第二趾末节外侧，距趾甲角0.1寸。

	名称	定位
足少阳胆经	瞳子髎	位于面部，目外眦旁，眶外侧缘处。
	听会	位于面部，耳屏间切迹的前方，下颌骨髁突的后缘，张口有凹陷处。
	上关	位于耳前，下关直下，颧弓的上缘凹陷处。
	颔厌	位于头部鬓发上，头维与曲鬓弧形连线的上 1/4 与下 3/4 交点处。
	悬颅	位于头部鬓发上，头维与曲鬓弧形连线的中点处。
	悬厘	位于头部鬓发上，头维与曲鬓弧形连线的上 3/4 与下 1/4 交点处。
	曲鬓	位于头部，耳前鬓角发际后缘的垂线与耳尖水平线交点处。
	率骨	位于头部，耳尖直上入发际 1.5 寸，角孙直上方。
	天冲	位于头部，耳根后缘直上入发际 2 寸，率谷后 0.5 寸。
	浮白	位于头部，耳后乳突的后上方，天冲与完骨的弧形连线的中 1/3 与上 1/3 交点处。
	头窍阴	位于头部，耳后乳突的后上方，天冲与完骨的弧形连线的中 1/3 与下 1/3 交点处。
	完骨	位于头部，耳后乳突的后下方凹陷处。
	本神	位于头部，前发际上 0.5 寸，神庭旁开 3 寸，神庭与头维连线的内 2/3 与外 1/3 交点处。
	阳白	位于前额部，瞳孔直上，眉上 1 寸。
	头临泣	位于头部，瞳孔直上入前发际 0.5 寸，神庭与头维连线的中点处。
	目窗	位于头部，前发际上 1.5 寸，头正中线旁开 2.25 寸。
	正营	位于头部，前发际上 2.5 寸，头正中线旁开 2.25 寸。
	承灵	位于头部，前发际上 4 寸，头正中线旁开 2.25 寸。
	脑空	位于头部，枕外隆凸的上缘外侧，头正中线旁开 2.25 寸，平脑户。
	风池	位于项部，枕骨之下，与风府相平，胸锁乳突肌与斜方肌上端之间的凹陷处。

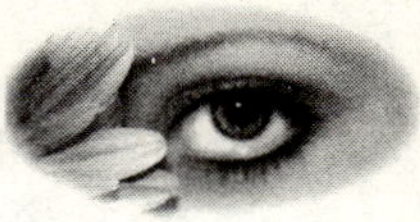

	名称	定位
足少阳胆经	肩井	位于肩上，前直乳中，大椎与肩峰端连线的中点上。
	渊腋	位于侧胸部，举臂，腋中线上，腋下3寸，第4肋间隙中。
	辄筋	位于侧胸部，渊腋前1寸，平乳头，第4肋间隙中。
	日月	位于上腹部，乳头直下，第7肋间隙，前正中线旁开4寸。
	京门	位于侧腰部，章门后1.8寸，12肋骨游离端的下方。
	带脉	位于侧腹部，章门下1.8寸，第12肋骨游离端下方垂线与脐水平线的交点上。
	五枢	位于侧腹部，髂前上棘的前方，横平脐下3寸处。
	维道	位于侧腹部，髂前上棘的前下方，五枢前下0.5寸。
	居髎	位于髋部，髂前上棘与股骨大转子最凸点连线的中点处。
	环跳	位于股外侧部，侧卧屈股，股骨大转子最凸点与骶管裂孔连线的外1/3与中1/3交点处。
	风市	位于大腿外侧部的中线上，腘横纹上7寸。或直立垂手时，中指尖处。
	中渎	位于大腿外侧，风市下2寸，或腘横纹上5寸，股外肌与股二头肌之间。
	膝阳关	位于膝外侧，阳陵泉上3寸，股骨外上髁上方的凹陷处。
	阳陵泉	位于小腿外侧，腓骨小头前下方凹陷处。
	阳交	位于小腿外侧，外踝尖上7寸，腓骨后缘。
	外丘	位于小腿外侧，外踝尖上7寸，腓骨前缘，平阳交。
	光明	位于小腿外侧，外踝尖上5寸，腓骨前缘。
	阳辅	位于小腿外侧，外踝尖上4寸，腓骨前缘稍前方
	悬钟	位于小腿外侧，外踝尖上3寸，腓骨前缘。
	丘墟	位于外踝的前下方，趾长伸肌腱的外侧凹陷处。
	足临泣	位于足背外侧，足第四趾本节（第四趾关节）的后方，小趾伸肌腱的外侧凹陷处。
	侠溪	位于足背外侧，第四、五趾间，趾蹼缘后方赤白肉际处。
	地五会	位于足背外侧，足第四趾本节（第四跖趾关节）的后方，第四、五跖骨之间，小趾伸肌腱的内侧缘。
	足窍阴	位于第四趾末节外侧，距趾甲角0.1寸。

	名称	定位
足太阳膀胱经	睛明	位于面部，目内眦角上方凹陷处。
	攒竹	位于面部，眉头陷中，眶上切迹处。
	眉冲	位于头部，攒竹直上入发际0.5寸，神庭与曲差连线之间。
	曲差	位于头部，前发际正中直上0.5寸，旁开1.5寸，即神庭与头维连线的内1/3与中1/3交点上。
	五处	位于头部，前发际正中直上1寸，旁开1.5寸。
	承光	位于头部，前发际正中直上2.5寸旁开1.5寸。
	通天	位于头部，前发际正中直上4寸，旁开1.5寸。
	络却	位于头部，前发际正中直上5.5寸，旁开1.5寸。
	玉枕	位于后头部，后发际正中直上2.5寸，旁开1.3寸，平枕外粗隆上缘的凹陷处。
	天柱	位于项部，大筋（斜方肌）之外缘后发际中，约后发际正中旁开1.3寸。
	大杼	位于背部，第一胸椎棘突下，旁开1.5寸。
	风门	位于背部，第二胸推棘突下，旁开1.5寸。
	肺俞	位于背部，第三胸椎棘突下，旁开1.5寸。
	厥阴俞	位于背部，第四胸椎棘突下，旁开1.5寸。
	心俞	位于背部，第五胸椎棘突下，旁开1.5寸。
	督俞	位于背部，第六胸椎棘突下，旁开1.5寸。
	膈俞	位于背部，第七胸椎棘突下，旁开1.5寸。
	肝俞	位于背部，第九胸椎棘突下，旁开1.5寸。
	胆俞	位于背部，第十胸椎棘突下，旁开1.5寸。
	脾俞	位于背部，第十一胸椎棘突下，旁开1.5寸。
	胃俞	位于背部，第十二胸椎棘突下，旁开1.5寸。
	三焦俞	位于腰部，第一腰椎棘突下，旁开1.5寸。

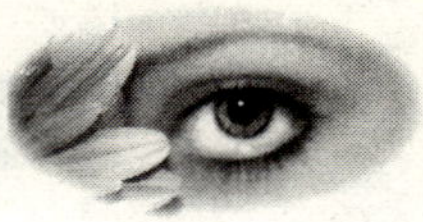

	名称	定　位
足太阳膀胱经	肾俞	位于腰部，第二腰椎棘突下，旁开1.5寸。
	气海俞	位于腰部，第三腰椎棘突下，旁开1.5寸。
	大肠俞	位于腰部，第四腰椎棘突下，旁开1.5寸。
	关元俞	位于腰部，第五腰椎棘突下，旁开1.5寸。
	小肠俞	位于骶部，骶正中嵴旁开1.5寸，平第一骶后孔。
	膀胱俞	位于骶部，骶正中嵴旁1.5寸，平第二骶后孔。
	中膂俞	位于骶部，骶正中嵴旁1.5寸，平第三骶后孔。
	白环俞	位于骶部，骶正中嵴旁1.5寸，平第四骶后孔。
	上髎	位于骶部，髂后上嵴与后正中线之间，适对第一骶后孔处。
	次髎	位于骶部，髂后上棘内下方，适第二骶后孔处。
	中髎	位于次髎内下方，适对第三骶后孔处。
	下髎	位于骶部，中髎内下方，适对第四骶后孔处。
	会阳	位于骶部，尾骨端旁开0.5寸。
	承扶	位于大腿后面，臀下横纹的中点。
	殷门	位于大腿后面，承扶与委中的连线上，承扶下6寸。
	浮郄	位于腘横纹外侧端，委阳上1寸，股二头肌腱的内侧。
	委阳	位于腘横纹外侧端，股二头肌腱的内侧。
	委中	位于腘横纹中点，股二头肌腱与半腱肌腱的中间。
	附分	位于背部，第二胸椎棘突下，旁开3寸。
	魄户	位于背部，第三胸椎棘突下，旁开3寸。
	膏肓俞	位于背部，第四胸椎棘突下，旁开3寸。
	神堂	位于背部，第五胸椎棘突下，旁开3寸
	譩譆	位于第六胸椎棘突下，旁开3寸。
	膈关	位于背部，第七胸椎棘突下，旁开3寸。

	名称	定位
足太阳膀胱经	魂门	位于背部，第九胸椎棘突下，旁开3寸。
	阳纲	位于背部，第十胸椎棘突下，旁开3寸。
	意舍	位于背部，第十一胸椎棘突下，旁开3寸。
	胃仓	位于背部，第十二胸椎棘突下，旁开3寸。
	肓门	位于腰部，第一腰椎棘突下，旁开3寸。
	志室	位于腰部，第二腰椎棘突下，旁开3寸。
	胞肓	位于臀部，平第二骶后孔，骶正中嵴旁开3寸。
	秩边	位于臀部，平第四骶后孔，骶正中嵴旁开3寸。
	合阳	位于小腿后面，委中与承山的连线上，委中下2寸。
	承筋	位于小腿后面，委中与承山的连线上，腓肠肌肌腹中央，委中下5寸。
	承山	位于小腿后面正中，委中与昆仑之间，伸直小腿或足跟上提时，腓肠肌肌腹下出现尖角凹陷处。
	飞扬	位于小腿后面，外踝后，昆仑穴直上7寸，承山外下方1寸处。
	跗阳	位于小腿后面，外踝后，昆仑穴直上3寸。
	昆仑	位于足部外踝后方，外踝尖与跟键之间的凹陷处。
	仆参	位于足外侧部，外踝后下方，昆仑直下，跟骨外侧，赤白肉际处。
	申脉	位于足外侧部，外踝直下方凹陷处。
	金门	位于足外侧，外踝前缘直下，骰骨下缘处。
	京骨	位于足外侧，第五跖骨粗隆下方，赤白肉际处。
	束骨	位于足外侧，足小趾本节（第五跖趾关节）的后方，赤白肉际处。
	足通谷	位于足外侧，足小趾本节（第五跖趾关节）的前方，赤白肉际处。
	至阴	位于足小趾末节外侧，距趾甲角0.1寸（指寸）。

	名称	定 位
督脉	长强	位于尾骨端下，尾骨端与肛门连线的中点处。
	腰俞	位于骶部，后正中线上，适对骶管裂孔。
	腰阳关	位于腰部，后正中线上，第四腰椎棘突下凹陷中。
	命门	位于腰部，后正中线上，第二腰椎棘突下凹陷中。
	悬枢	位于腰部，后正中线上，第一腰椎棘突下凹陷中。
	脊中	位于背部，后正中线上，第十一胸椎棘突下凹陷中。
	中枢	位于背部，后正中线上，第十胸椎棘突下凹陷中。
	筋缩	位于背部，后正中线上，第九胸椎棘突下凹陷中。
	至阳	位于背部，后正中线上，第七胸椎棘突下凹陷中。
	灵台	位于背部，后正中线上，第六胸椎棘突下凹陷中。
	神道	位于背部，后正中线上，第五胸椎棘突下凹陷中。
	身柱	位于背部，后正中线上，第三胸椎棘突下凹陷中。
	陶道	位于背部，后正中线上，第一胸椎棘突下凹陷中。
	大椎	位于后正中线上，第七颈椎棘突下凹陷中。
	哑门	位于项部，后发际正中直上 0.5 寸，第一颈椎下。
	风府	位于项部，后发际正中直上 1 寸，枕后隆凸直下，两侧斜方肌之间的凹陷中。
	脑户	位于头部，后发际正中直上 2.5 寸，风府上 1.5 寸，枕外隆凸的上缘凹陷处。
	强间	位于头部，后发际正中直上 4 寸（脑户上 1.5 寸）。
	后顶	位于头部，后发际正中直上 5.5 寸（脑户上 3 寸）。
	百会	位于头部，前发际正中直上 5 寸，或两耳尖连线中点处。
	前顶	位于头部，前发际正中直上 3.5 寸（百会前 1.5 寸）。
	囟会	位于头部，前发际正中直上 2 寸（百会前 3 寸）。
	上星	位于头部，前发际正中直上 1 寸。
	神庭	位于头部，前发际正中直上 0.5 寸。
	素髎	位于面部，鼻尖的正中央。
	水沟	位于面部，人中沟的上 1/3 与中 1/3 交点处。
	兑端	位于面部，上唇的尖端，人中沟下端的皮肤与唇的移行部。
	龈交	位于上唇内，唇系带与上齿龈的相接处。

	名称	定位
任脉	会阴	位于会阴部，男性当阴囊根部与肛门连线的中点。女性当大阴唇后联合与肛门连线的中点。
	曲骨	位于前正中线上，耻骨联合上缘的中点处。
	中极	位于下腹部，前正中线上，脐中下4寸。
	关元	位于下腹部，前正中线上，脐中下3寸。
	石门	位于下腹部，前正中线上，脐中下2寸。
	气海	位于下腹部，前正中线上，脐中下1.5寸。
	阴交	位于下腹部，前正中线上，脐中下1寸。
	神阙	位于腹中部，脐中央。
	水分	位于上腹部，前正中线上，脐中上1寸。
	下脘	位于上腹部，前正中线上，脐中上2寸。
	建里	位于上腹部，前正中线上，脐中上3寸。
	中脘	位于上腹部，前正中线上，脐中上4寸。
	上脘	位于上腹部，前正中线上，脐中上5寸。
	巨阙	位于上腹部，前正中线上，脐中上6寸。
	鸠尾	位于上腹部，前正中线上，胸剑结合部下1寸。
	中庭	位于胸部，正中线上，平第五肋间，即胸剑结合处。
	膻中	位于胸部，前正中线上，平第四肋间，两乳头连线的中点。
	玉堂	位于胸部，前正中线上，平第三肋间。
	紫宫	位于胸部，前正中线上，平第二肋间。
	华盖	位于胸部，前正中线上，平第一肋间。
	璇玑	位于胸部，前正中线上，胸骨上窝中央下1寸。
	天突	位于颈部，前正中线上，胸骨上窝中央。
	廉泉	位于颈部，前正中线上，结喉上方，舌骨上缘凹陷处。
	承浆	位于面部，颏唇沟的正中凹陷处。

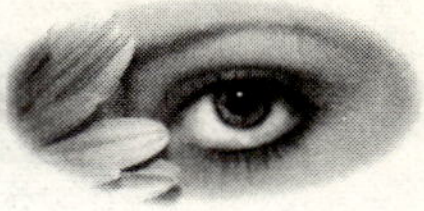

附录三 参考文献

1.《医宗金鉴》. 清·吴谦等编. 人民卫生出版社 1963 年

2.《黄帝内经素问》. 田氏华整理. 人民卫生出版社 2005 年

3.《黄帝内经灵枢经》. 田氏华整理. 人民卫生出版社 2005 年

4.《秘传眼科龙木论》. 接传红，高健生整理. 人民卫生出版社 2006 年

5.《审视瑶函》. 明·傅仁宇纂辑. 人民卫生出版社 2006 年

6.《银海精微》. 明·佚名氏撰，郑金生整理. 人民卫生出版社 2006 年

7.《目经大成》. 清·黄庭镜. 人民卫生出版社 2006 年

8.《眼科金镜》. 清·刘耀先. 人民卫生出版社 2006 年

9.《中医基础理论》. 孟庆云. 中国中医药出版社 1984 年

10.《中医眼科》. 曾庆华. 中国中医药出版社 2007 年

11.《眼科学》. 赵堪兴，杨培增. 人民卫生出版书 1980 年

12.《中医内科学》. 肖振辉. 人民卫生出版社年 2005 年

13.《中医针灸学》. 汪安宁. 人民卫生出版社 2002 年

14.《温家教育术》.《吴斌楼戳脚翻子全书》人民体育出版社 2003 年

15.《中华武道概论》. 钟海明、马若愚著. 民主法制出版社 2009 年

16.《养气功》. 马礼堂. 湖北科学技术出版社 1984 年

17.《六字诀洗髓金经辨证施治》. 马栩周. 人民体育出版社 1997 年

18.《青少年眼病自疗法》. 马栩周. 中国妇女出版社 1998 年

19.《改善你的视力》. （英）伯恩斯著，艾可译. 新世界出版社 2006 年

20.《亚健康经络调理》. 于天源. 中国中医药出版社 2009 年

后　　记

一个从事理工科，长期搞广播电视专业技术研究的学者，却着手编写起中医经络调理与养生方面的专著来了，似乎难合常理。其实不然，我虽然搞了二十多年的国家科研项目，最终却仍未能摆脱自己对博大精深的中国传统文化的兴趣与情结。这可能和我自少年时代开始习武，且受益于“医武不分家”之熏陶和影响有关。

我的老师吴斌楼先生一直倡导“武术讲三术，即技术、艺术和医术。”在长期的实践中，我逐渐对国术和国医有了一个较系统的认识、了解和体会。

特别是70年代初，我曾因“文革”期间受迫害致使左腿肌肉严重萎缩，患有严重的风湿和腰椎间盘突出等症。在长期恶劣的环境条件下，我只能依靠自身针灸治疗和练功控制身体状况的恶化。后来，又有缘得到许多著名老中医、武术及气功名家的指点，在长期的修炼中使我的身体得到全面恢复。同时，几十年的不辍研习也使我对人体经络及传统武功医疗的锻炼与调理方法有了更多的了解和体会，并积累了一定的经验。

长期以来，在西方文化和现代医学观念以及市场的冲击与影响下，人们在受益的同时，也失去了很多。以中华传统医学为例，许多传统的治疗调理方法濒临失传和流失。如今的中医

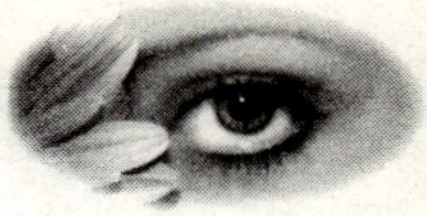

似乎已经仅限于以药物性治疗为主了。然而，依我长期的实践经验和体会，“上工治未病”，传统中医的许多经络调理方法正是改善人体健康的十分有效的手段。中医经络调理的手段和方法虽然很多，但基本上可划分为主动型和被动型两种类型。其中，大家比较熟悉的推拿、针灸、捶疗等等都属于被动型经络调理。主动型经络调理则是基于传统中医、武术和气功的练功调理方法，可以充分调动人身体内在的潜能，改善人体气血运行状态，提高人体的综合素质。两者紧密结合，不仅效果显著，也宜于持久。

随着当今社会节奏和生活方式的改变，人们眼健康状况普遍下降，特别是青少年近视眼率在快速增长。按照传统中医学的观点，人的眼睛和人体五脏六腑、经络及气血是密切相关的。六年前一个偶然的机会，我开始着手传统国术、国医与经络调理养生及眼保健方面的研究和实践，从中验证了人体眼健康的状况实际上正是人身体综合健康状况的集中反应。多年的实践表明，老祖宗流传下来的许多方法是行之有效的。经络调理法是对人的整体养生及综合健康的保健与调理方法，充分体现了“治未病”的特征，将其应用结合于眼保健，效果尤为显著。因此，传统的经络调理技术应当在不断提高完善过程中，向全社会推广应用，使更多的人能从中受益。

为此，开始动意编写《人体经络调理与养生》和《经络调理与眼保健》这两本小册子，旨在对传统中医、武术、气功调理改善人体健康的原理和众多方法加以梳理，特别是加强其理论体系和科学性的研究，从而让国人普遍都能掌握一些自我保健的调理方法。同时，也使从事经络调理方面工作的专业人员能多掌握一些行之有效的调理方法，从而更加有效地去改善人们的健康。

为验证经络调理法的科学性及其对眼保健的作用和价值，近年来，在中国中西医结合学会眼科专业委员会副主任、中日友好医院眼科专家、博士生导师金明教授的大力支持和指导下，与其研究生陈丽君开展了关于“经络调理法对改善视疲劳的临床观察”方面的专项课题研究。该课题已于近日通过了论文答辩，参加评审的中西医眼科专家们对该项研究成果和推广价值给予了充分的肯定。与此同时，金主任在百忙中，也从专业角度对本书书稿作了详尽的审查和修改。

在本书的编写过程中，得到了国际眼健康联合会的大力支持，北京国际爱眼中心和香港国际眼健康经络康复研究中心的部分成员都积极参与了本书的资料搜集、整理和编写工作。其中，王茜平参与了第一章的资料搜集和整理；刘若南参与了第二章的资料搜集和整理；张爱静参与了第三、四、六章的资料搜集整理和编写；范辛尧参与了第五、七章的资料搜集整理和编写工作。

此外，业界许多专家学者也对本书给予了很多的指点和帮助，中国中医科学院从事古籍研究的裘俭教授和中医古籍出版社的郑蓉副总编辑在专业资料的提供、整理以及出版等方面都给予了很多帮助和指导性意见。北京玉海经通国际健康科技有限公司的唐玉莲女士在相关技术的推广和应用方面也给予了大力的支持。特别是，担任本书顾问的国际著名养生学家、中医

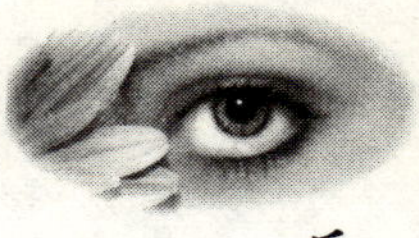

名家朱鹤亭先生虽已是耄耋之年，依然在百忙中对全书作了认真的审阅，并亲笔为本书作序和亲题书名。在此一并向为本书的编写出版作出努力和给予帮助的人，表示最诚挚的感谢。

我个人体会，继承和弘扬传统国学文化绝不是一件装饰品，更不能是一句空话，需要一代代人不计名利的持续努力和付出。中华传统文化的传承是要依靠国医、国术和各种国艺作为载体来实现的。只有让更多的人能真正了解、掌握这些载体中的技艺，并以此为生，传统文化才能真正得以继承和弘扬。

在如何面对传统的问题上，20世纪中国画界最具影响力的艺术大师李可染先生，早年在其开始深入研究中国画时，便对传统提出了要“用最大功力打进去，用最大勇气打出来”的观点。可见，不下苦功夫，就得不到传统文化技艺之精髓和真谛；要想突破传统，若没有足够的勇气，要想更上一层楼又将是何等之艰难。

当我们面对具有悠久历史和博大精深的传统国医和国术时，无不感到自身学识的匮乏。当我们试图在传承中进行改革之时，更需要无比的勇气。还是用李可染先生的另一句格言“可贵者胆，所要者魂”来自勉，以此鼓舞每一位中华文化传承者的士气和勇气吧。

钟海明

2011年4月

于中华武道书院